眼睛怎么了
眼科医生告诉你

翟长斌 著

U0215012

清华大学出版社
北京

图书在版编目 (CIP) 数据

眼睛怎么了：眼科医生告诉你/翟长斌著. — 北京：清华大学出版社，2018
(2021.12重印)

ISBN 978-7-302-49373-0

Ⅰ．①眼…　Ⅱ．①翟…　Ⅲ．①眼科学－普及读物　Ⅳ．①R77-49

中国版本图书馆CIP数据核字(2018)第014367号

责任编辑： 胡洪涛
封面设计： 肖东立
责任校对： 王淑云
责任印制： 杨　艳

出版发行： 清华大学出版社
　　　　　网　　址：http://www.tup.com.cn, http://www.wqbook.com
　　　　　地　　址：北京清华大学学研大厦A座　　邮　　编：100084
　　　　　社 总 机：010-62770175　　　　　　　　邮　　购：010-62786544
　　　　　投稿与读者服务：010-62776969, c-service@tup.tsinghua.edu.cn
　　　　　质量反馈：010-62772015, zhiliang@tup.tsinghua.edu.cn
印 装 者： 涿州市京南印刷厂
经　　销： 全国新华书店
开　　本： 130mm×184mm　　**印　张：** 6.125　　**字　数：** 132千字
版　　次： 2018年3月第1版　　　　　　　**印　次：** 2021年12月第6次印刷
定　　价： 45.00元

产品编号：074590-01

自 序

眼睛是身上的灯，眼睛若清亮，全身就光明；眼睛若昏花，全身就黑暗。

您身边完全不近视的朋友多吗？

当前我国视力缺陷防控局面非常严峻。2015年发布的《国民视觉健康》白皮书中的数据显示，2012年我国5岁以上人口中，各类视力缺陷患者约有5亿，其中近视总患病人数在4.5亿左右，中国每3人中就有1人患有近视。世界卫生组织的报告显示，中国小学生的近视率接近40%，高中生和大学生的近视率均已超过70%，并呈逐年增加和低龄化的趋势，中国青少年近视率高居世界第一。如果没有有效的干预措施，到2020年，我国5岁以上人口近视患病率将增长到51%左右，届时患病人数将达7亿。

从医20余年来，在北京同仁医院，我已经帮助无数的近视等视力缺陷患者还原了眼前清晰的世界。出于眼科医生的使命与责任，以及更好地与大家互动，解决大家的爱眼疑惑，我在2015年开通了新浪微博@同仁医院翟长斌，目前有粉丝40多万。

医学科普的意义在于传播科学眼光、医学视角，让更多的人知道疾病和广告"神药"营销背后的真相。每个假期，在北京同仁医院的门诊上，都能遇到心急如焚的患儿的家属，在急切地向医生咨询：大夫，孩子能不能不戴眼镜？是不是戴上眼镜就摘不掉了？是不是戴上眼镜，孩子的度数还得加深？是不是戴上眼镜，孩子的眼球就会往前突出了？……一系列的问题，反映了患者及家属对眼睛健康的渴求。还有的患者，在选取进行屈光手术前，小心谨慎地问医生：大夫，是不是我做完近视眼手术就不能顺产生孩子了？是不是近视眼手术后不能坐飞机了？

基于此，我把自己多年的从业经历以及在微博上被咨询最多的问题整理成书。这本书从最基本的眼睛的常识讲起，围绕大家最关心的有关眼睛的疑惑，阐述了视力缺陷的根源以及大家在日常生活中常用的眼镜与眼药水、生活中不怎么留意的用眼误区，当前关于治疗近视手术的科学性以及相关的传言。虽然我已经尽力确保本书内容的科学性，但依然只是一家之言，随着眼科临床医学的发展，新观念层出不穷，欢迎大家指正。建议大家在问诊过程中务必听从经治医生给出的诊疗建议和方案。

我希望通过阅读本书，大家都可以对自己的眼睛有更加全面和科学的认识，不被虚假宣传蒙蔽，期待大家像保护自己的眼睛一样珍惜眼前的时光，珍惜这稍纵即逝的光影，拥抱更美好的生活。

特别感谢 E+E 学院为本书绘制插图。

感谢清华大学出版社为本书的付梓付出心血的胡洪涛和刘杨编辑以及其他老师们。感谢张娜娜女士在本书出版过程中的辛苦劳动。

欢迎大家在新浪微博上 @ 同仁医院翟长斌随时与我交流联系。

翟长斌

2018 年 1 月

目　录

重新识眼

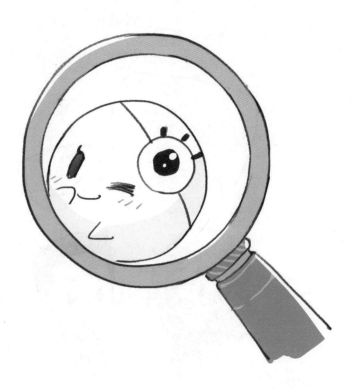

近视度数和视力数是一回事吗?

　　自从翟叔开了微博以来，常遇到各种各样的"考题"。

　　其中有一类，粉丝觉得很简单，翟叔却觉得很难解答。

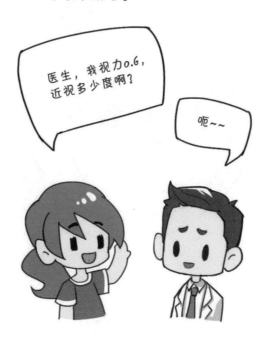

医生，我视力0.6，近视多少度啊?

呃~~

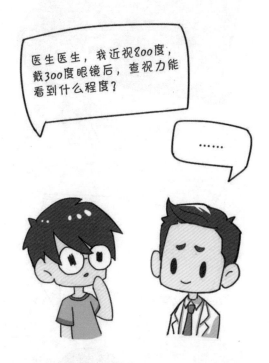

医生医生，我近视800度，戴300度眼镜后，查视力能看到什么程度？

……

　　大家是不是都"默认"近视度数和视力数之间有一个"神秘的换算公式"，只要知道其中一个，必然可以得出另一个的结果？

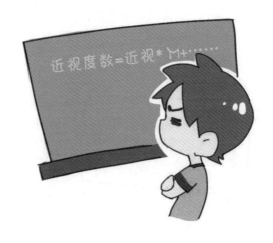

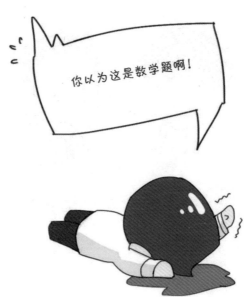

　　翟叔想说：近视度数和视力数两者之间真的没什么换算公式，就像鲸鱼和鲨鱼一样，虽然都有"鱼"，可是并不都是"鱼"。近视度数和视力数是眼睛在不同评估体系中得出的结果。

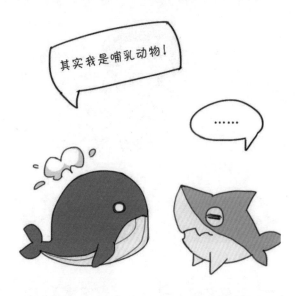

　　而且，得出近视度数和视力数的两套评估体系并不"兼容"，两者更不能换算、不能换算、不能换算！

重要的事情说三遍！

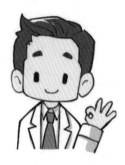

视力是什么？

简单来说，视力可以理解为人眼睛辨别物体形象的能力。

举一反三，裸眼视力就是人不戴眼镜时分辨物体的能力。

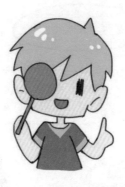

最佳矫正视力，通俗地说，就是人戴最合适的眼镜所能达到的最好视力。

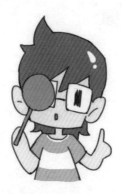

影响视力的因素有很多，除了近视，还有远视、散光;此外，还有弱视、斜视、眼部炎症、眼外伤、视网膜病变、玻璃体混浊和晶体混浊等。

我视力怎么样？

裸眼视力0.3，戴镜最佳视力0.7，有近视、散光、弱视。

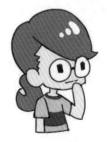 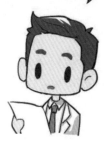

近视度数

而近视度数，或者说屈光度数，可以理解为眼睛折射光线的能力，以D为单位。

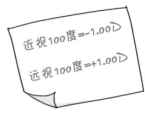

近视100度=-1.00D

远视100度=+1.00D

　　例如一个人近视 300 度，眼睛看到的物体不能准确地在视网膜成像，从而导致他视力不好。这时候就需要佩戴眼镜，通过镜片矫正眼睛本身的屈光度，才能让看到的物体在视网膜清晰成像。

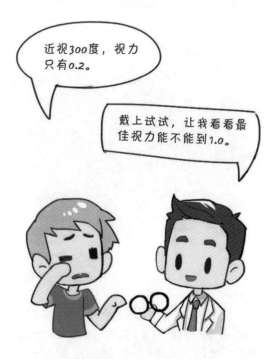

　　最后翟叔做个小结：近视度数与视力并不是一回事。虽然单就一个人来说，度数越高视力可能就会越差。但对于一群人，相同的度数可能有不同的视力，相同的视力也可能有不同的度数。

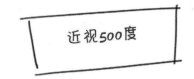

近视500度

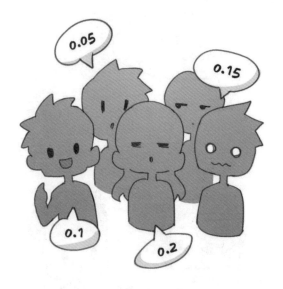

　　度数与视力，都只是一个检查数据。两者并没有绝对的关系，也不能彼此换算。如果大家好奇自己的度数和视力，为什么不抽空到医院检查一下呢？

吃出来的近视

孩子近视了，一些父母心塞又无奈，觉得是自己遗传的。

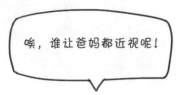

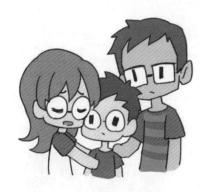

一些父母认为，孩子近视了是自己提醒孩子保护眼睛不到位。

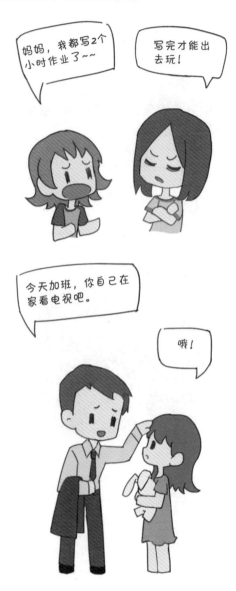

然而，大家常说"祸从口出，病从口入"，并不是完全没有道理。孩子近视除了上述原因，还有可能是"吃"出来的。

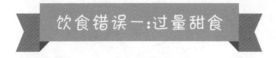

饮食错误一：过量甜食

虽然很难解释原因，但大多数孩子都喜欢吃甜食。

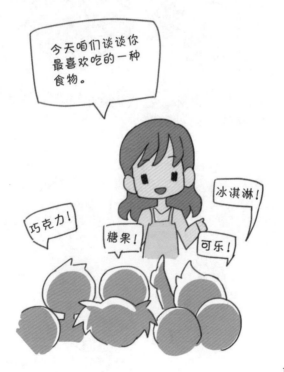

今天咱们谈谈你最喜欢吃的一种食物。

巧克力！

糖果！

冰淇淋！

可乐！

维生素 B_1 是视觉神经的营养来源之一，如果孩子食用过量甜食，里面的糖分在人体内代谢时会消耗大量的维生素 B_1，而维生素 B_1 不足，很容易影响视神经的发育和功能。

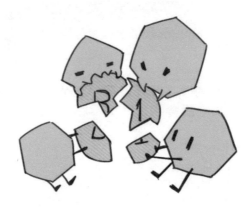

除此之外，在代谢过程中，还有可能导致体内钙的减少。

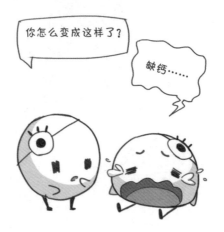

你怎么变成这样了？

缺钙……

身体一旦缺钙不仅影响眼肌调节能力，还会影响眼球的弹性和韧性，容易导致近视或使近视加重。

饮食错误二：食物太软

很多父母喜欢给孩子做辅食，比如南瓜羹、土豆泥等，虽然方便下咽，但会影响面部肌肉，包括眼周肌肉的"锻炼"。

日本有研究表明：常吃软质食物的学生与常吃硬质食物的学生相比，视力有不同程度的下降。

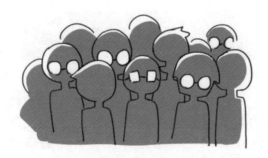

常吃软质食物

父母日常可以让孩子适当吃一些花生、核桃等坚果，增加孩子咀嚼的机会，锻炼眼球晶体的肌肉，有利于它更好地发挥调节作用。

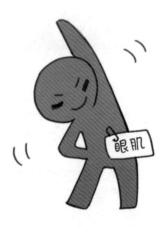

饮食错误三：吃大量零食

孩子们吃零食，父母们往往并不约束。但大多数精细加工的食物，可能让体内的胰岛素浓度上升，造成眼轴生长失控，影响眼睛晶状体发育，导致近视发生。

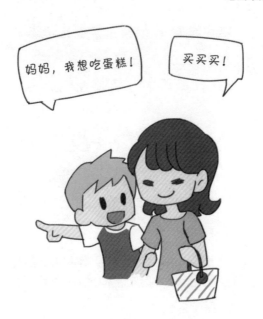

　　此外，不少零食中还含有许多添加剂，过量摄入可能影响视网膜发育；而过量吃烧烤、熏烧的蛋白质类食物，也会造成体内缺钙，从而导致近视发生。

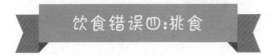

　　因为父母娇惯，不少孩子非常挑食。可是如果想让眼睛充满活力，需要广泛地摄取营养。比如：

维生素A能维持正常视觉功能；

胡萝卜、菠菜等

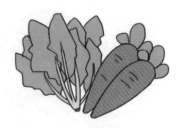

维生素C、维生素E等可以延缓眼球功能的衰老，增加视神经的营养能力；

猕猴桃、橙子等

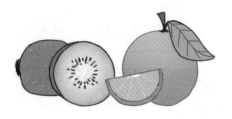

铬能维持眼睛晶状体渗透压的平衡；

粗粮、牛肉等

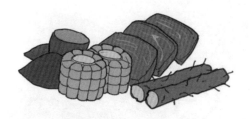

锌可以维持眼内代谢平衡，有益于改善视力；

瘦肉、内脏等

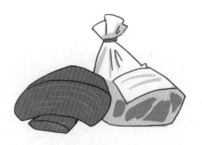

硒能保护视网膜健康。

海产品、蘑菇等

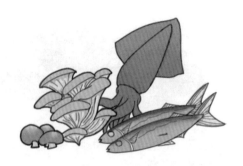

　　最后，翟叔想提醒各位父母，预防孩子近视，不仅用眼、环境、光线等方面需要关心，饮食方面也不能忽视，只有营养均衡，才有清晰的未来！

绿色护眼吗?

前些天，一位妈妈私信翟叔说，现在学校发的作业本纸张都是浅绿色的，这样真能护眼吗?

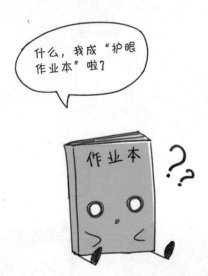

理论上，一个作业本很难起到护眼的作用。护眼的实质，就是让孩子的眼睛得到充足的休息。

如果一定要说护眼，作业本唯一能保护孩子眼睛的方式可能就是：少让孩子写作业。

21

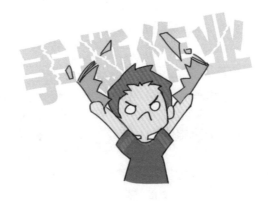

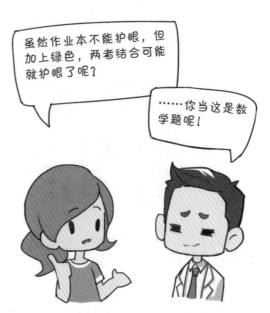

虽然作业本不能护眼，但加上绿色，两者结合可能就护眼了呢？

……你当这是数学题呢！

目前来说，并没有一篇权威的论文或一项临床研究能证明绿色护眼，也几乎没有医生认为绿色护眼。它存在于人们〇〇相传，但其实是传着传着，就传错了"重点"。

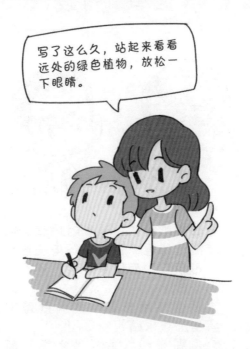

> 写了这么久，站起来看看远处的绿色植物，放松一下眼睛。

因为，真正护眼的并非是绿色，而是望远。

长时间近距离工作学习，眼睛容易疲劳干涩，到视野开阔的地方眺望远方，能够调节睫状肌和晶状体，减轻视疲劳，对预防近视、控制近视发展等都有益处。

23

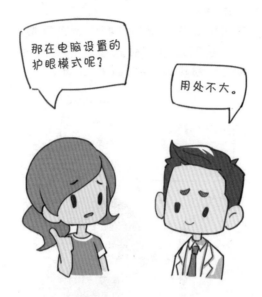

电脑护眼模式，很多时候就是将屏幕设置成豆绿色，但电脑等电子产品伤眼，并不仅仅因为屏幕颜色，还有其他方面的原因：

①周围环境与显示器亮度差别太大，容易加重眼睛视物负担。

②浏览资讯太多导致光影不断变化，会对眼睛造成持续的刺激。

③坐姿不当、与电脑屏幕距离过近等，会加重视疲劳。

④工作、娱乐时过于专注，从而忽略眨眼、休息，时间一长造成眼睛干涩疲劳。

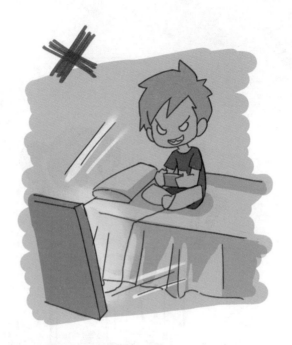

　　因此，单靠设置所谓的"护眼模式"来达到保护眼睛的目的，根本不够，翟叔建议的做法是：

　　平常尽量在光线明亮的地方使用电脑，并根据周围光线环境适当调节屏幕亮度，以视物舒适为准。

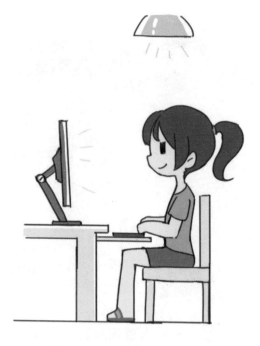

　　保持正确坐姿，减少持续高
强度用眼，尽量每工作 0.5~1 小时
闭目休息或远眺 5 分钟，平时有
意识增加眨眼次数，预防眼睛干
涩疲劳。

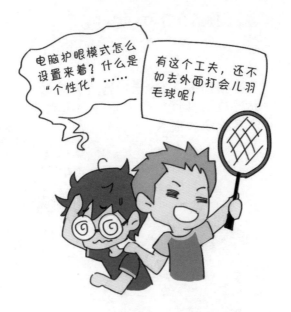

　　绿色并不是眼睛的保护色，也别再纠结显示器的"绿色护眼模式"如何设置啦，充足的户外活动＋良好的用眼习惯才是正确有效的"护眼模式"。

你适合看 3D 电影吗?

翟叔知道，3D 电影很受大家欢迎，它那"身临其境"的视觉效果吸引了许许多多孩子和成人。

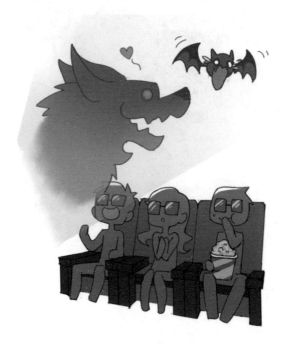

可是，并不是所有人都适合看 3D 电影，有些人看完后甚至还觉得头疼、恶心。

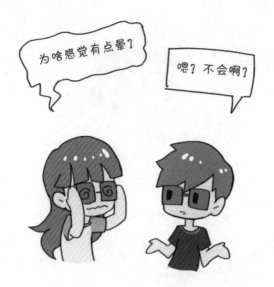

　　为什么呢？翟叔想先跟大家谈谈立体视觉。

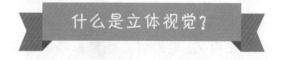

什么是立体视觉？

　　大家先分别闭上左右眼做个小实验。

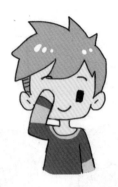

　　大家可以了解左眼看到像偏左，右眼看到像偏右。因此两个图像并不完全相同，不能完全重合。3D电影基本上也是类似的原理。

3D电影的原理

　　在拍3D电影时，通常由两个镜头从不同方向同时拍摄影像，制成胶片。

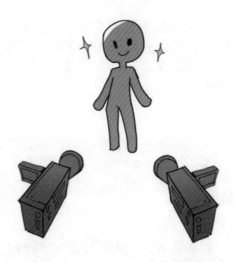

放映时，用两个放映机将两组胶片同步放映，使略有差别的两幅图像重叠在银幕上。

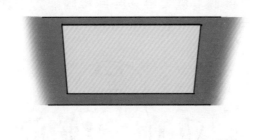

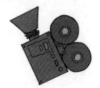

　　因此，如果直接观看画面，则会发现重影。戴上专门的 3D 眼镜后，将左、右的影像重叠，就产生了立体逼真的视觉效果。

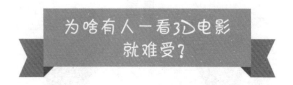

为啥有人一看3D电影就难受？

　　首先，3D 电影模拟的立体与日常真实的立体并不一样，这种仿真的立体感需要大家不断调动眼肌及晶状体。而黑暗的环境下，眼睛自身的调节力下降，过度调节就更容易导致眼睛疲劳干涩，甚至出现头晕、恶心等。

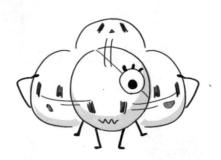

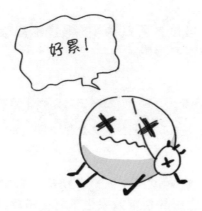

此外, 有医生提出, 看 3D 电影时, 大脑也需投入更多脑力适应 3D 的效果变化, 刺激太大也可能导致不适。

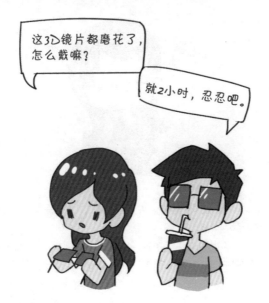

33

当然，所戴的3D眼镜不舒服对此也有很大影响。

哪些人不适合看3D电影？

一般来说，立体视觉功能发育不好的人看3D电影的视觉效果也不好，不建议观看。

重度干眼患者本身泪液就很少，长时间在昏暗环境中用眼，眨眼时间少，眼睛容易疲劳干涩，可能会导致病情加重。

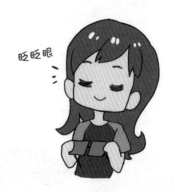

眨眨眼

青光眼等眼疾的患者，也最好不要观看。

6岁以下的孩子，为了避免影响孩子眼球发育和调节，通常也不建议观看。

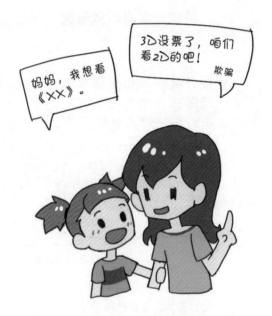

　　翟叔建议：看 3D 电影时大家可以选择靠后一些的位置，每隔半小时有意识地眨眨眼，摘掉眼镜闭眼休息一下；存在屈光不正的人要戴矫正眼镜看；双眼度数相差大于 250 度的人，戴隐形眼镜观看效果较好。

　　如果感觉眼睛不舒服或头晕、恶心，应停止观看，并去医院检查。

献血还要看近视度数

　　翟叔之前有一位年轻患者，本来和朋友一起献血，结果被婉言拒绝了。原因也比较特殊：因为他的近视。

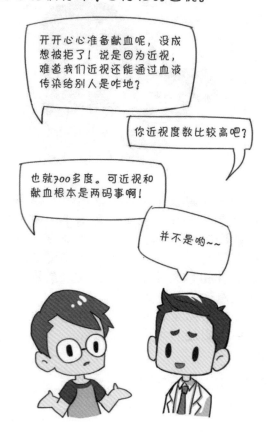

　　这不是翟叔第一次听人抱怨因为近视献血被拒了。尽管献血是奉献爱心的体现，但不是所有人都能献血的。

　　《献血者健康检查标准》中有明确规定，患有以下眼疾的人群不能献血：

患有角膜炎、虹膜炎、视神经炎和眼底有变化的高度近视者不能献血哦！

献血者健康检查标准

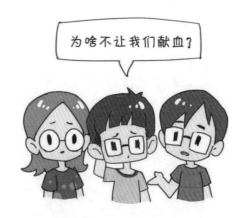

为啥不让我们献血？

不让高度近视的患者献血，其实是为了患者本身好。因为，可能会增加眼睛本身负担。

一般高度近视患者（＞600度），通常会有很多并发症出现，比如眼轴延长、眼底病变等。

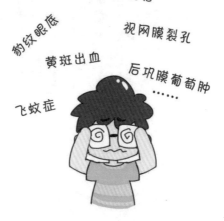

视网膜脱落

豹纹眼底　　　　视网膜裂孔

黄斑出血

后巩膜葡萄肿

飞蚊症　　　　……

　　因为，高度近视者眼球前后径明显变长，但视网膜和脉络膜却不能相应变长，从而导致视网膜、脉络膜被拉长，相应血管也变得更加纤细。

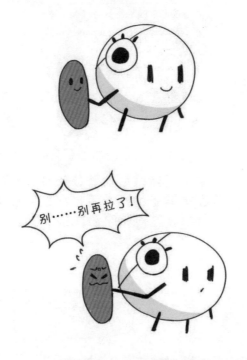

　　由于血管对血压的变化非常敏感，再加上献血者的紧张情绪，献血时血压也会有波动。

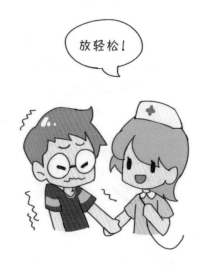

　　高度近视者眼底血管较为纤细，在这种失血加紧张的情况下，可能会造成眼底血管痉挛，对眼睛造成损伤。

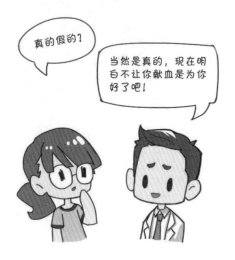

此外，因为献血前很少检查眼底情况，所以，实际操作中为了安全起见，高度近视患者一般不能献血。考虑上散光等因素，大多数情况下会以 500 度为基准线。

当然，如果献血前做过眼底检查且眼底没问题，高度近视也是可以献血的。

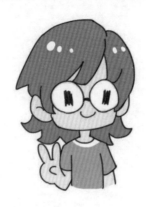

最后翟叔建议近视患者，尤其是近视度数＞600 度的高度近视患者，最好每年能为眼睛做一次专业的检查，及时发现、及时治疗。

如果视力突然快速下降，或者视物变形，最好马上看医生。

平常最好避免进行剧烈的、冲击头部的运动，如跳水、蹦极等，防止视网膜脱离。

眼睛伴侣：眼镜与眼药水

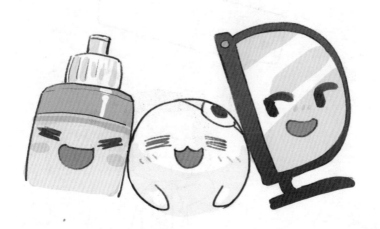

那些年眼镜背过的"锅"

翟叔出门诊常遇到一件怪事，很多患者近视度数挺高，就是不戴眼镜。

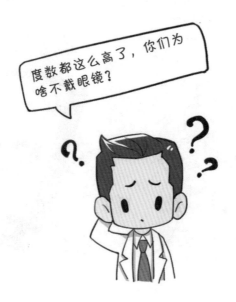

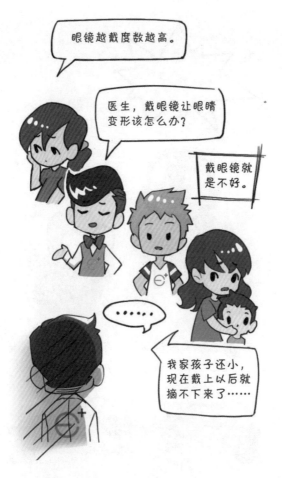

万万没想到，大家对于眼镜君的误解如此之深。

翟叔记得漫威漫画中的钢铁侠就是著名的"背锅侠"，跟他比，大概眼镜君也不逊多少。

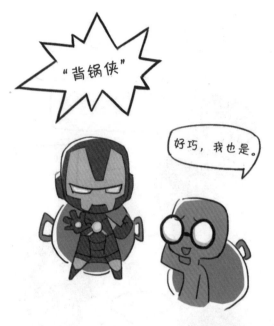

那么，"背锅侠"，不，眼镜君究竟背过几口"锅"呢？跟着翟叔来数一数。

黑锅 1："戴眼镜会让眼睛变形"

这本来是近视的错，却让眼镜背了"锅"！

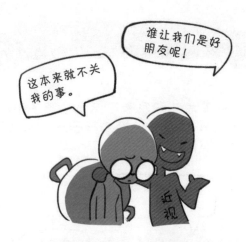

　　一般来说，近视人群的眼轴要比一般人的长，且度数越深，眼轴越长，加上镜框可能会对鼻梁附近有一定的挤压，所以看起来会显得眼球突出，眼眶凹陷。

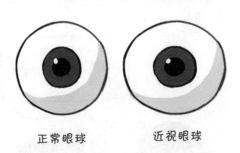

正常眼球　　　　　近视眼球

　　其次，近视镜片属于凹透镜，加上镜框会影响你的视觉，因此摘掉眼镜后，视觉上眼周会与戴镜时有所区别。
　　另外，经常眯眼视物，也会影响眼周的正常状态和脸部的美观。

黑锅2："眼镜戴上就摘不掉了"

很多患儿的家长不愿意让孩子小小年纪就戴上眼镜，担心孩子一旦戴上，这辈子都摘不掉了。

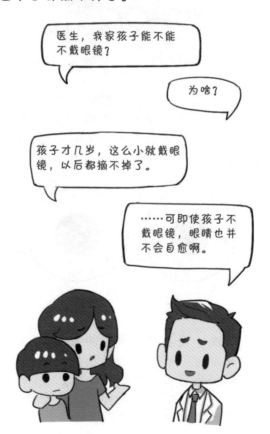

　　真性近视不可逆，孩子戴上眼镜看得清楚，当然不愿意摘。

　　当发现孩子近视（屈光不正）时，如果不及时戴镜控制，孩子近视反而会越来越深，严重时甚至有可能诱发弱、斜视等问题。

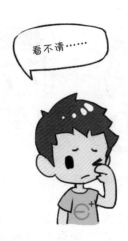

看不清……

　　总而言之，孩子已经近视了，为什么不让孩子看得清楚些呢？

黑锅三："眼镜越戴越近视"

　　很多人不愿戴眼镜还有一个原因，担心眼镜越戴近视度数越高。

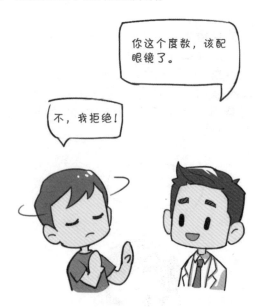

那么，为啥会有这样一个错觉呢？

（1）验光检查不准确。验配的眼镜度数偏高，这必然会导致近视加深。

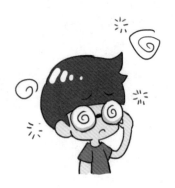

（2）佩戴眼镜后，依然没有良好的用眼环境，比如缺乏户外活动、每天用眼过度等。

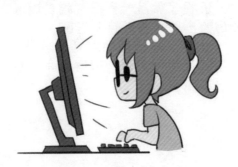

（3）存在其他眼疾，导致视力下降，却误以为是因为戴眼镜。

我也很委屈……

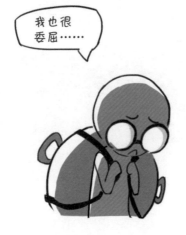

最后，翟叔想说一句，希望大家能对眼镜有一个正确的认识，别再让眼镜君"背锅"了！

近视了就及时到医院检查就医，不要因为一些传言就讳疾忌医。

此外，眼镜虽然能矫正屈光不正，若不改变用眼习惯，很容易导致近视继续发展哦。

眼镜君该如何甩掉误背的"锅"?

上回翟叔跟大家讲了眼镜背过的"锅",今天翟叔想谈一谈,该怎么做才能让眼镜君告别这些"锅"。

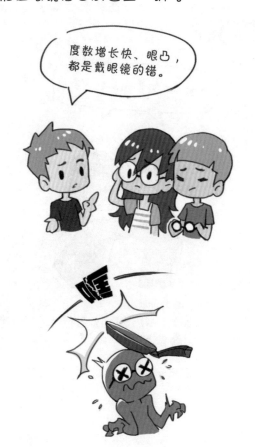

度数增长快、眼凸,都是戴眼镜的错。

眼镜不是想配就配的

一般来说，近视（屈光不正）和眼镜，就像一对"好朋友"。多数人在近视后的第一选择，往往就是配一副眼镜了事。

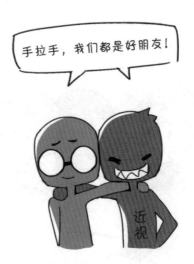

但实际上，并没有这么简单。眼镜不是你想配就能配～～

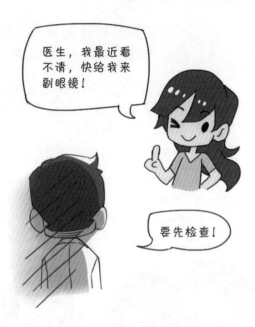

近视一般发生在儿童和青少年时期，通常可以称为早发性近视，大多数人的近视多属于此类。

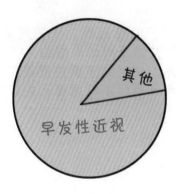

这个时期的孩子眼睛调节能力较强，父母最好带孩子到医院进行医学验光。

在医学验光过程中，通过散瞳，可以判断孩子属于真性近视还是假性近视，并确定近视的度数。

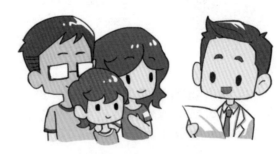

孩子是假性近视，先不用配镜。

如果是假性近视，一般无需配镜，多加注意通常是可以恢复的。

此外，如果属于真性近视，度数很低，也可以暂时不配眼镜，先定期检查观察一下。

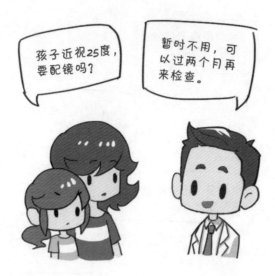

什么时候才需要配镜呢？很简单，检查之后遵医嘱。

配镜后用眼仍需注意

理论上，验配一副合适的眼镜，能有效控制近视的发展。

可我家孩子度数还是增长了啊！

除了上课，孩子户外时间长吗？

哪有空，还要画画弹琴学围棋……

……

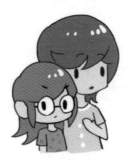

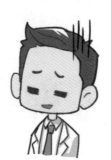

佩戴眼镜后，不能一了百了，还要养成好的用眼习惯。眼镜虽然能起一定的保护作用，重点还是要提高自我保护意识。

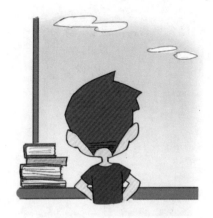

看书1小时，远眺10分钟。

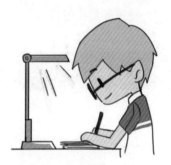

学习时注意光线、姿势。

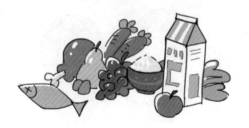

膳食平衡，不偏食、少甜食。

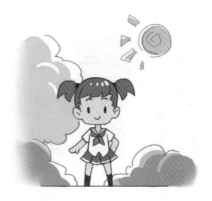

增加户外时间。

配镜后需定期检查视力

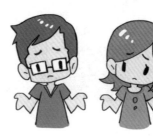

眼镜都已经给配了，还要怎样？

一些"心大"的父母,给孩子配了眼镜后,就觉得万事大吉。其实不然,定期检查视力也很必要。

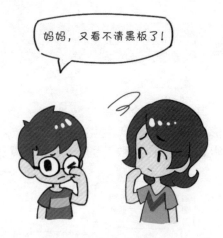

妈妈,又看不清黑板了!

儿童和青少年在戴上眼镜后,最好每半年检查一次,方便及时掌握孩子眼睛度数的变化。如果度数增长过快,也便于医生及时调整矫正方法。另外,对于没有患近视的学龄儿童,家长们也应经常带其去医院检查。

最后,翟叔提一个小建议,以下几类患者配镜前最好到医院做医学验光检查:

初次配镜的人群;

年龄在 16 岁以下的人群;

需要长时间近距离用眼的人群;

眼部曾有(或担心有)其他眼疾的人群;

短期近视度数增长过快的人群;

近视手术前需屈光检查的人群。

隐形眼镜与框架眼镜选哪一个？

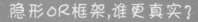

某次出门诊，翟叔曾遇到一位备受隐形眼镜困扰的年轻姑娘：为啥戴上隐形眼镜后，感觉眼前的一切都失真了？

医生，我戴隐形眼镜看什么都不对劲儿。

具体表现呢？

我现在看身边的朋友个个都胖了一圈，自己照镜子感觉脸比原来大了一倍。

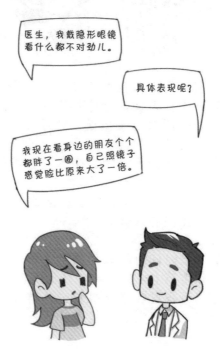

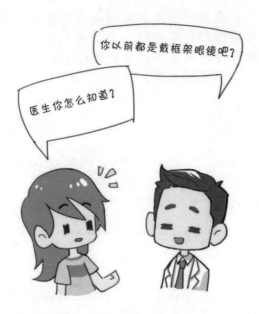

因为矫正近视所用的凹透镜片，会有成像缩小的效果，镜片和眼睛距离越远，影像缩小就越明显。

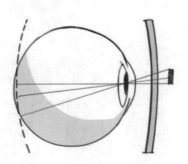

框架眼镜距离眼睛有一定距离，隐形镜片则紧贴眼睛，因此佩戴者会觉得隐形眼镜所见的物像比戴框架眼镜大。

但实际上呢？

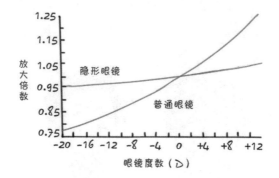

无论是近视还是远视，与框架眼镜比，隐形眼镜成像的大小与物体本身更加接近。

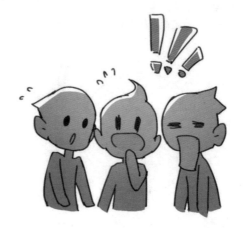

　　所以，翟叔不得不说：姑娘，看啥啥胖，真的不是隐形眼镜的错啊，而是眼前这一切本来就这么……胖~~

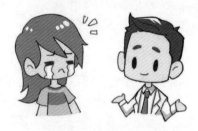

框架眼镜与隐形
眼镜,度数大不同

　　当然，因为框架眼镜与隐形眼镜距离眼睛远近的不同，它们的度数在"换算"时，其实也有一定的区别。

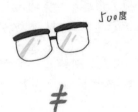

500度

≠

500度

隐形眼镜屈光度＝框架眼镜屈光度÷（1 － 0.012 × 框架眼镜屈光度）

1 个屈光度 ＝100 度。

框架眼镜与角膜的距离约为 0.012 米，近视屈光度为 －，远视屈光度为 ＋。

如果某个度数换算后没有对应度数，可选择最接近的偏低度数，原则上宜低不宜高，避免眼睛疲劳。

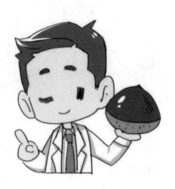

如近视 400 度，即 -4.00D，则隐形度数为 -4.00D/[1-0.012（ -4.00 ）]=-3.82D，可按照 -3.75D 验配。（注：一般来说，400 度以下的，差别较小，可忽略不计。）

如果有散光怎么办呢？

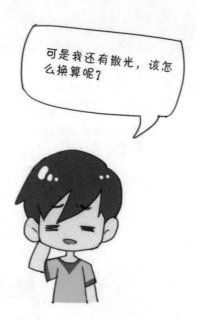

可是我还有散光，该怎么换算呢？

　　隐形眼镜可以矫正轻微的散光，但如果散光度数＞75度，建议验配专用散光镜片。

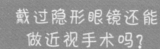

戴过隐形眼镜还能做近视手术吗？

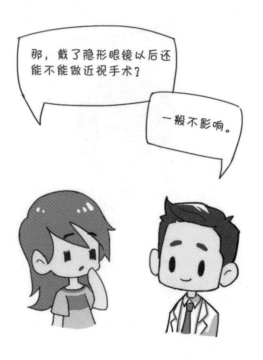

那，戴了隐形眼镜以后还能不能做近视手术？

一般不影响。

做近视手术前，通常需要做术前检查，而检查前则需要停戴隐形眼镜。

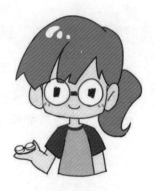

　　戴硬性隐形眼镜的，提前一个月停止佩戴；戴普通隐形眼镜的，则需提前一周停止佩戴。如果检查合适，一般都是可以做近视手术的。

　　当然，前提是平常一定要注意正确佩戴隐形眼镜，确保眼睛卫生与健康。

你的眼镜"保质期"到了

翟叔发现，不少近视的朋友往往"一镜到底"——一副眼镜戴到不能戴为止。

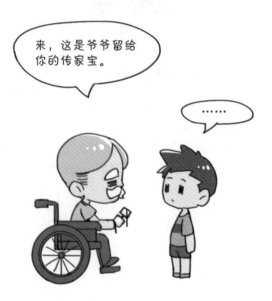

爱惜眼镜是好习惯，可是近视不是拍电影炫技，对于"娇气"的眼睛来说，"一镜到底"的凑合是万万不行的。

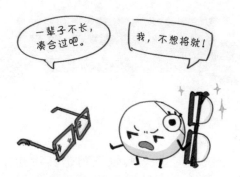

难道眼镜还有保质期？当然啦，翟叔记得《重庆森林》里讲爱情都有保质期，为啥眼镜就不能有呢？

而且，不同年龄段的近视人群，佩戴的眼镜"保质期"还不一样。

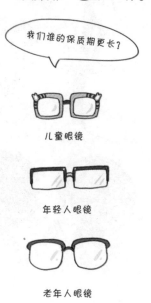

儿童眼镜

年轻人眼镜

老年人眼镜

71

儿童和青少年眼镜的 "保质期"

根据度数变化及眼镜磨损情况更换眼镜

这个时期一般属于用眼高峰期，加上儿童和青少年身体还在生长发育，眼睛的发育还不稳定，如果长期不健康地用眼，很容易导致孩子近视或使近视加深。

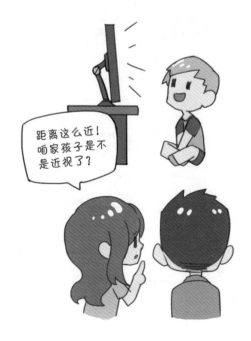

　　如果发现日常生活中，孩子频繁眨眼、眯眼、歪头或贴近视物，最好尽快带孩子到医院验光检查。

　　如果散瞳后为真性近视，配镜后最好每隔半年验光一次，根据度数变化确定是否需要更换眼镜。

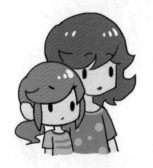

孩子度数设怎么增加，最近半年控制不错！

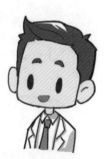

　　这个时期的孩子比较活泼好动，眼镜容易损坏，如果影响佩戴时，也应及时更换，避免影响眼镜的矫正功能及眼睛的视觉效果。

成年人眼镜的"保质期"

根据眼镜磨损情况更新换代

成年以后，近视度数会逐渐趋于稳定，这个时候一般每年做一次验光检查就够了。

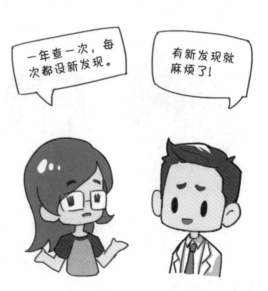

如果度数变化不大，可以一年半到两年更换一次眼镜，避免因为镜面磨损、发黄、镜框变形等因素，影响视觉效果。

当然，如果度数变化较大，最好做个全面的检查，确定原因，同时也需及时更换眼镜。

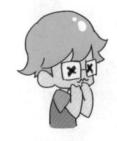

中老年人眼镜的"保质期"

根据度数变化及视物舒适度更换

45岁以后，因为晶状体老化，眼部肌肉的调节能力减退，会逐渐出现老花。随着年龄变化，眼睛老花程度也在增长。

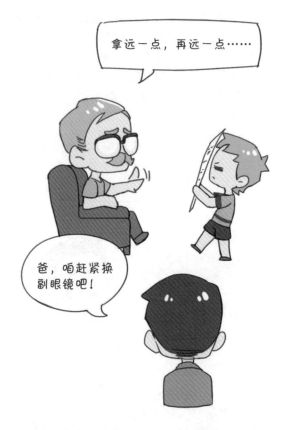

　　如果老花眼度数加深得比较缓慢，一般可以 2~3 年更换一次眼镜。如果读书看报感觉疲劳，可以到医院验光检查，根据情况更换眼镜。

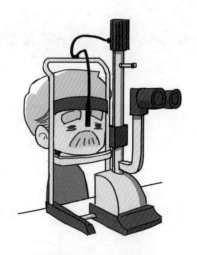

　　但这个时期中老年人患上白内障、青光眼、干眼症等眼疾的风险较大，还有本身患有糖尿病、高血压等的老人，也容易出现眼底问题，因此，最好每半年或一年做一次眼部检查。

　　最后翟叔总结一句，正确保护眼镜可以延长眼镜的使用期限，但眼镜是有"保质期"的，长期佩戴"超期服役"的眼镜会对眼睛健康造成不同程度的伤害，定期检查、定期更换才能拥有更好的视觉体验。

有哪些方法，能让你不戴眼镜？

摘掉眼镜的方法那么多，
可是你偏偏选择了不靠谱的一个

一直以来，网上流传这样一个帖子：坚持转眼球，800 度都能降到了 200 度……

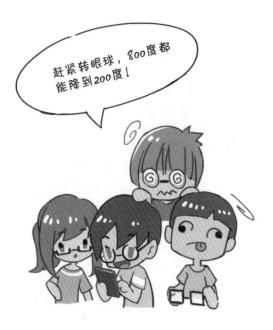

赶紧转眼球，800度都能降到200度！

　　方法简单且不动刀不吃药，这个帖子受到了无数近视患者的追捧。营销号们每一次发出，都有上千甚至上万条转发。

　　可是，真的有人成功吗？答案是NO！

　　摘掉眼镜的方法那么多，可是你偏偏选择了不靠谱的一个。

　　适当的眼部运动，或许可以缓解疲劳，放松眼部肌肉。但是，从医学角度来说，近视导致眼轴变长，而眼轴一旦拉长，就像人的身高，很难缩回去。

　　所以，转眼睛并不能降低近视度数。

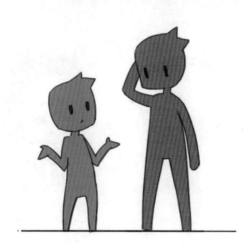

治疗近视有"秘方"吗？

医生，治疗近视还有其他"秘方"吗？

"明方"要吗？

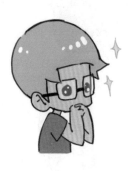
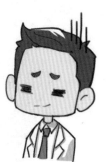

"秘方"翟叔没有，倒是有几个"明方"，要不要听听?

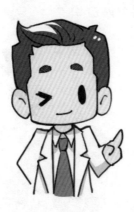

角膜塑形镜

其特殊设计可以对近视者角膜形态进行有效"重塑"。

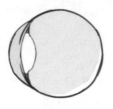

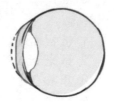

塑形前　　　　　塑形后

晚上睡觉时佩戴，白天无需戴镜也能看得清。最重要的一点，它能控制青少年近视发展过快。

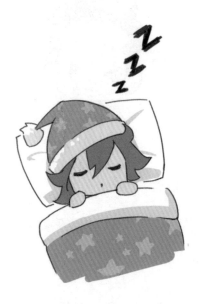

不过该方法对近视度数、年龄、眼部条件等都有严格的限制，需要在专业医生指导下验配，并且满足以下4个条件：

① 近视 600 度以内；

② 散光 200 度以内；

③ 年龄在 8~40 岁之间；

④ 注意卫生，自理能力强……

虽然角膜塑形镜可以让你白天看清楚，但近视本身还在哦。

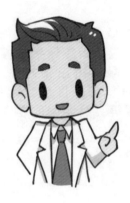

如果想要更彻底地解决近视，还是要借助于手术。

激光矫正术

用激光在角膜上精确削切，将其前表面的弧度变小（变平），降低其屈光力，从而矫正近视。

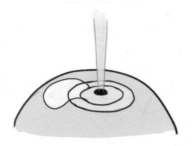

　　对于中低度近视患者，以及部分高度近视患者来说，矫正效果一般都比较满意。

　　当然，激光矫正相对非手术矫正要求更苛刻，对年龄、度数、眼压、眼底，尤其角膜厚度等，有明确的要求。

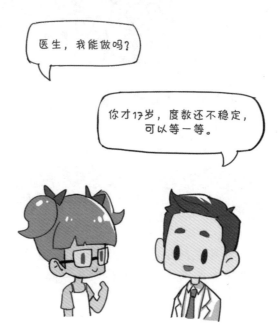

医生，我能做吗？

你才17岁，度数还不稳定，可以等一等。

如果检查后，医生不建议手术摘镜，请不要强求。因为最大限度保护患者的利益和安全是医生的职责。

如果角膜太薄不适合做激光矫正呢?那你可以考虑ICL（可植入式隐形眼镜）晶体植入。

ICL晶体植入术

类似于在眼睛里植入一个"隐形眼镜"，无需去除或破坏角膜组织，无需进行手术后缝合，对于度数太高，角膜较薄或者角膜曲率异常等不适合做激光矫正的患者，可以考虑ICL晶体植入。

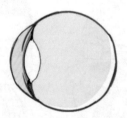

ICL晶体植入对年龄、眼部条件与身体健康也有严格的限制，是否能选择该项方法，请在检查后咨询医生。

可是，如果这两种手术都不适合做，该怎么办?

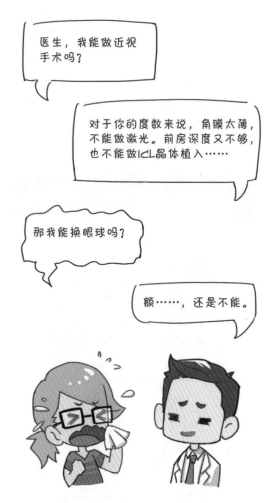

　　如果检查后不适合手术，不妨眼光放长远一些，医学在进步，也许未来有更先进的方法出现呢。

眼花缭乱的眼药水，哪一种才是你需要的？

据翟叔所知，不少人喜欢备一些眼药水作为护眼"保健品"。

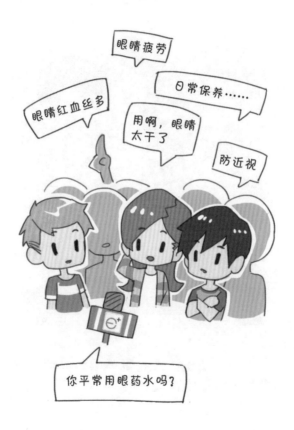

可是，你的眼药水对症了吗？

也许……吧！

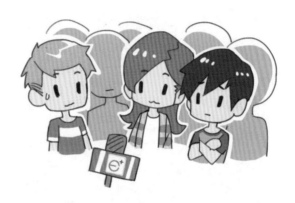

且听翟叔一一道来。

眼睛疲劳用什么眼药水？

一般来说，大家觉得眼睛疲劳，通常是因为用眼过度。

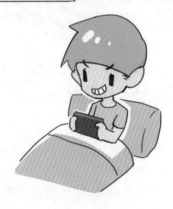

这种情况，眼睛自身是可以调节的，
大多数情况下并不需要用眼药水。
最好的解决办法是劳逸结合。

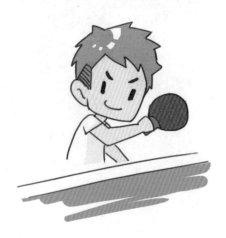

比如，近距离用眼 1 小时远眺 10 分钟；晚上早睡，睡前热敷 5 分钟；适当打打羽毛球、乒乓球，周末去爬爬山等。通过休息调节，一般都能缓解。

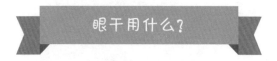

眼干用什么？

用眼过度除了会让眼睛疲劳，还会导致暂时性眼干。除了上述所说的自我调节，可以适当用一些不含防腐剂的人工泪液。

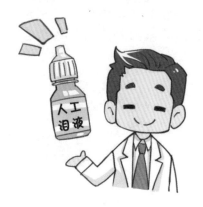

平常有意识地增加眨眼次数，秋冬干燥季节辅助空气加湿器。此外，打哈欠对于缓解眼干也是十分有效的。

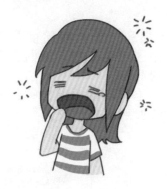

如果眼干严重，建议及时到医院检查是否患上了干眼症。

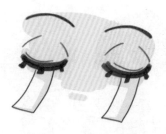

因为干眼症病因较为复杂，病情也有轻有重，不同情况所选的眼药水都有差别，因此需要在医生指导下用药。

熬夜眼内多红血丝怎么办？

"夜猫子"们长期熬夜，眼睛红血丝多，为了眼睛有神，他们会用一些去红血丝的药水。

有些眼药水能收缩血管，所以滴后会感觉红血丝很快消失。

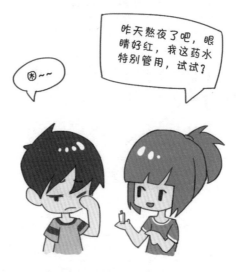

但这种"退红"是暂时的，还有轻度扩瞳作用，有导致部分老年人青光眼发作的潜在危险。

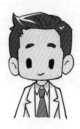

翟叔建议，如果无其他眼疾，单纯觉得红血丝多，还是不要乱用药的好。

平时不要熬夜，按时睡觉，少用刺激性化妆品，一般都会有所缓解。

治疗近视用什么？

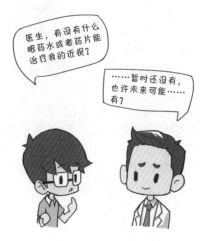

一些人希望能用眼药水预防和治疗近视。可是，就目前来说，还不能实现。通常那些声称能治疗近视的眼药水，一般来说，主要成分就是睫状肌麻痹剂。

睫状肌麻痹剂=散瞳剂

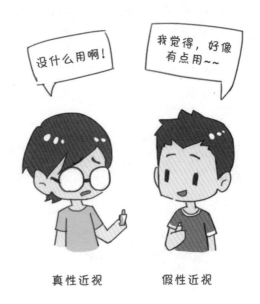

真性近视　　　　　　假性近视

　　这类眼药水并不能随便用，长期使用，很可能影响瞳孔回缩，甚至影响正常视物功能。
　　如果需要用低浓度的相关制剂控制近视，最好在医生指导下进行。

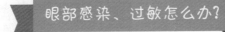

眼部感染、过敏怎么办？

当眼表有疾病，如角膜炎、结膜炎等比较适合用抗菌型眼药水；

非细菌或真菌感染、过敏性眼病和免疫性眼病患者，则应该使用激素类眼药水。

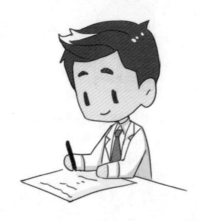

这两类眼药水若要使用，必须要医生的处方。

最后，翟叔想提醒大家，眼药水"保质期"与"有效期"并非一回事。

眼药水"保质期"与"有效期"的区别

眼药水说明书上的保质期是对于没有开封的眼药水来说的。

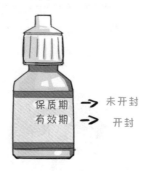

保质期 ➡ 未开封
有效期 ➡ 开封

一般来说，眼药水开封后的使用期限不得超过4周，个别特殊设计的药水可以保存3个月。

任何眼药水，如果超过说明书上有效期，就算没有用完也应该丢弃。

说明书

有效期一个月

世界上最好的眼药水

记得以前有位患者问过翟叔这样一个问题：

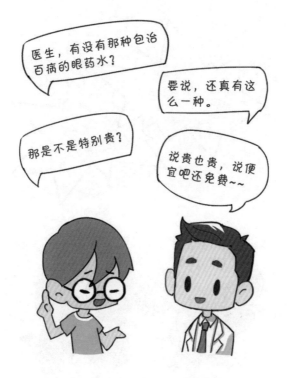

那这种既珍贵又免费的眼药水是什么呢？

其实就是人的眼泪。

因为免费的才是最贵的！

眼泪对于眼睛干涩欲哭无泪的人来说，花费千金却求之而不得；对于情感充沛泪点较低的人来说，不过是"人体代谢的废物"。

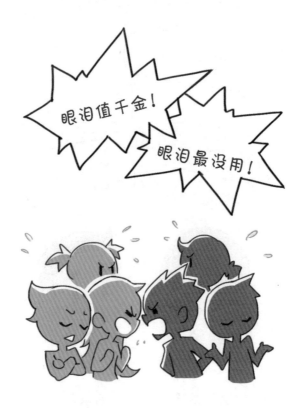

翟叔这就跟大家讲讲，为啥说它是世界上最好的眼药水。

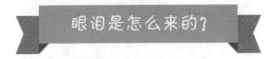

眼泪是怎么来的？

每只眼睛里，都有一个专门制造眼泪的小"工厂"——泪腺。一般来说，它和我们的工作时间一致。

每个白天，它能分泌 0.5 ~ 0.6mL 的泪液；而等你睡觉时，它也会停止工作。

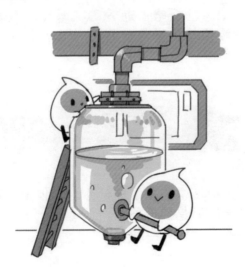

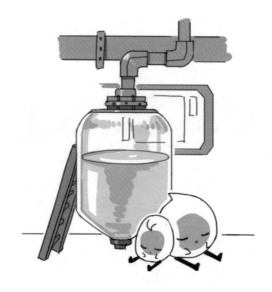

　　通过眨眼，勤劳的"眼睑"就能把眼泪均匀地涂抹在眼球上，形成一层泪膜。

泪膜由什么组成？

　　泪液中的主要成分为水，但泪膜不是一层简单的液体膜，而是像一个夹心三明治一样由三层组成。

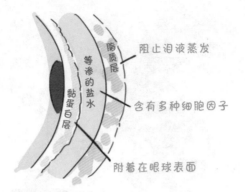

就是这层"膜"坚定地保护着我们的眼睛，免受脏空气、光线和沙尘等的损害。

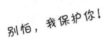

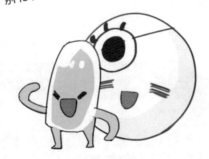

但，如果一直睁着眼睛，这层泪膜用不了多久就会破裂。而一旦破裂，就意味着眼睛表面直接暴露在空气中，那么可能就会觉得眼睛干涩、疲劳，进而有其他各种不适。

101

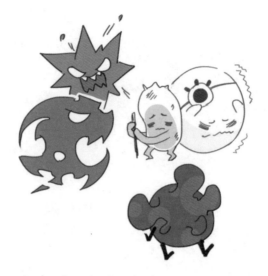

但每眨一次眼，就会形成一层新的"保护膜"。因此，翟叔提醒大家没事可以多眨眨眼。

眼泪的三种作用

为啥眼泪是最好的眼药水呢？因为它还有以下三种作用。

1.冲洗、稀释

当异物进入眼睛时，眼泪会从泪腺中分泌出来，将异物冲洗、稀释，尽量保护角膜和结膜的安全。

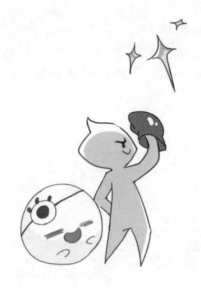

2. 润滑

泪液形成的泪膜，能使眼球表面湿润，保护角膜表面光滑细腻，改善其光学特性。

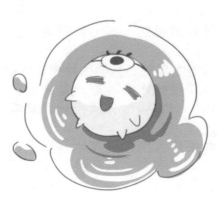

3.杀菌

泪液中含有多种溶菌酶，能够让细菌溶解死亡。此外还有其他成分，可以抗菌抑菌。

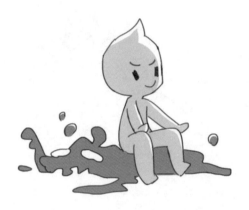

小贴士：较为常见的人工泪液就是在模拟天然泪液的成分。当眼睛干涩疲劳时，可以适当地滴一些不含防腐剂的人工泪液。

翟叔想强调一点：并没有什么保健的眼药水。

眼药水只能在需要的时候遵医嘱使用。

想要预防眼睛不适，最简单的方法是多眨眼，少高强度持续用眼，定期做眼部体检。

如果有人向你推荐眼药水，你可以眨眨眼大声回答他：我已经有了最好用的眼药水！

"晴"少一点，就是"晴"

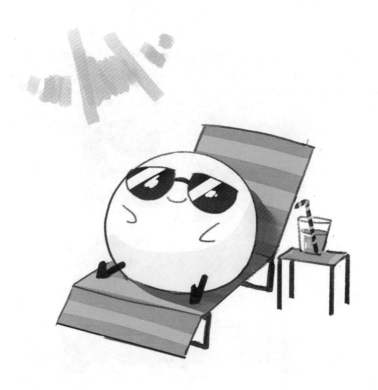

孕期视力下降这么快，会瞎吗？

医生，怀孕后我视力下降特别快，会不会瞎啊！

对宝宝以后视力有影响吗？

......

孕期视力下降的原因

对于女性而言，成为母亲是一生之中最重要的转变之一。

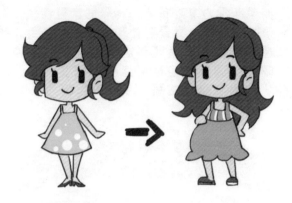

　　人物关系发生了转变，机体发生了转变，激素水平也发生了转变，总体而言由内到外都在变。

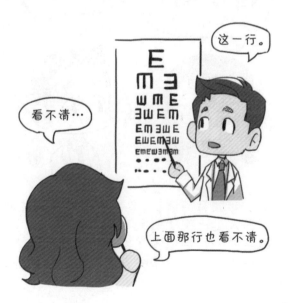

107

　　而孕期视力下降作为一种孕妇常见症状，可能是怀孕期间的体内激素变化和角膜水肿等引起的。

　　在怀孕期间，角膜可能会出现轻微水肿，同时，眼睛的调节能力也可能出现改变，导致远视及睫状肌调节能力减弱，从而引起视力的变化。

对宝宝是否有影响？

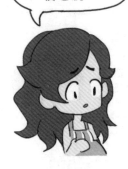

其实，最担心会不会遗传到宝宝，别宝宝刚生下来就高度近视~

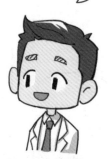

你担心的是先天性近视，跟遗传关系并不大！

　　出生时就有的近视，我们称之为先天性近视。概率约占人类近视比例的 1% 以下。

　　很多先天性疾病不是由遗传决定的，大多数遗传性近视，也并不是先天性近视。比如先天性近视，多见于早产儿。

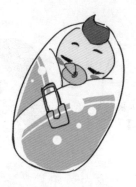

只要排除了视网膜裂孔和糖尿病等导致的视力下降，普通的孕期视力下降是不会对宝宝产生太大影响的，各位准妈妈也不必过于担忧。

视力何时能恢复？

孕期：

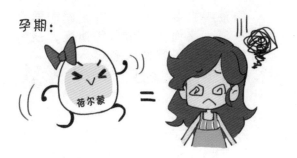

荷尔蒙 ＝

产后：

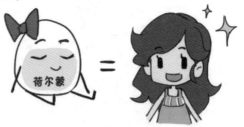

　　孕期由于体内荷尔蒙的波动，导致视力有所下降，所以产后荷尔蒙水平平稳后，视力又会恢复正常。

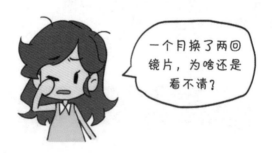

一个月换了两回镜片，为啥还是看不清？

　　如果视力变化太大，准妈妈们要警惕糖尿病、高血压、眼底等病症，最好到医院检查，不要掉以轻心。

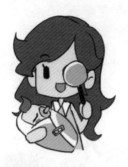

一般孕期导致的视力下降, 在产后5~6周会逐渐恢复正常, 这个时候再检查视力, 度数才相对准确。

孕期准妈妈该做点啥?

孕早期是孩子视力发育关键期, 眼胚发育是在怀孕后 20~40 天。

在此期间, 如果准妈妈不幸患病或随意用药, 将会严重影响宝宝眼胚的发育, 甚至导致畸形。该怎么办呢?

有4点要牢记：

（1）少吃甜，多锻炼，保持健康好睡眠。少吃甜食，因为摄入糖分过多，会导致晶体发育环境异常，眼轴发育过快。

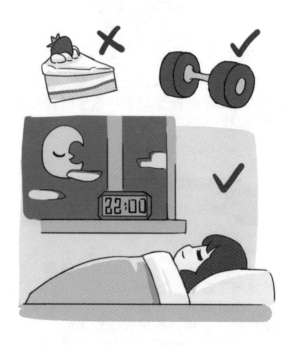

（2）多户外，勤眨眼，看看山水放松眼。孕后期泪液腺分泌减少，容易眼干，应多眨眼，减少用眼，多远眺，防止眼疲劳。

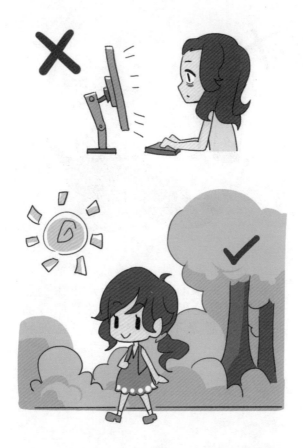

（3）不饮酒，不抽烟，营养均衡果蔬伴。不可饮酒、吸烟，加强疾病预防，适当进食高蛋白和富含维生素的食物。

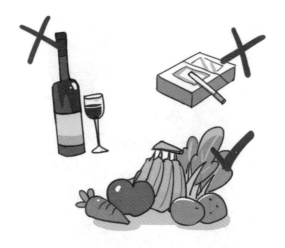

　　（4）如果遇到必须用药的情况，一定要向医生咨询，并明确告知医生自己已怀孕。避免用药不当，给胎儿眼球的正常发育带来不良影响，造成先天性眼病。

儿童太阳镜怎么选？

孩子喜欢太阳镜，因为款式新潮，戴上还时尚帅气。

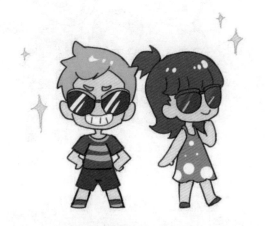

父母们也愿意给孩子买太阳镜，因为不仅能哄孩子开心，还能保护孩子眼睛，何乐而不为呢？

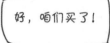

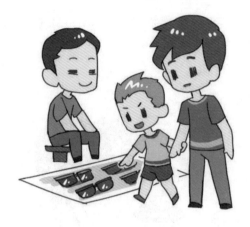

阳光的益处

　　我们知道，儿童的眼睛正处在生长发育期，需要阳光对视网膜黄斑区有效的刺激，不然可能会影响孩子视觉发育。

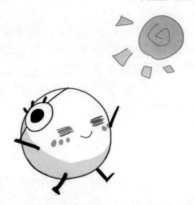

此外，各方面研究也表明，孩子每天户外活动 2 小时，能有效预防近视的发生。

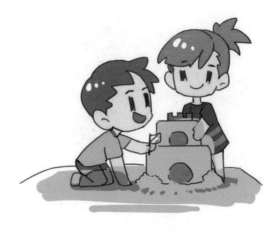

因为在户外活动时，孩子接触的阳光会促进多巴胺的分泌，有效抑制眼轴变长，从而阻止近视的发生。

　　户外活动中，更开阔的视野也能让孩子眼睛得到放松，这恰恰也是保护视力最为方便的方法。

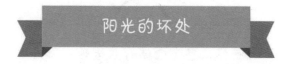

阳光的坏处

　　另一方面，孩子的角膜和晶状体比成人清澈，更容易受到紫外线的侵害，可能对视网膜黄斑区造成伤害。而且这种伤害能够累积，也会增加今后患白内障的风险。

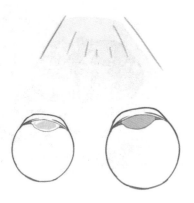

说了这么多，那孩子到底需要戴太阳镜吗?

——需要。翟叔建议，如果要为儿童选择太阳镜，最好在专业眼科医生或者验光师的指导下使用。

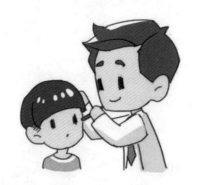

孩子多大可以戴太阳镜?

一般情况下，3岁以下的孩子，因为太小戴不了眼镜，可以戴帽子或太阳伞等遮挡阳光。

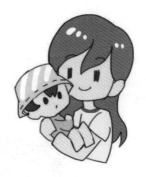

3 岁以上的宝宝，可以戴帽檐宽 8cm 以上的帽子和太阳镜。

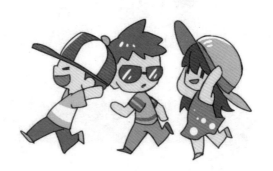

不过，除了自身疾病需要佩戴太阳镜的，大多数孩子不能长时间或者不分场合佩戴。

在阳光强烈的时候佩戴不超过 1 小时，在室内或者阴凉的地方不要戴。

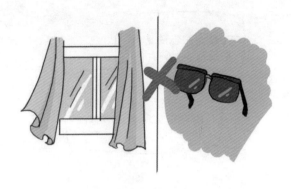

如何挑选适合孩子的
太阳镜?

一定要选择正规品牌。

正规品牌的太阳镜一般对镜片材料、质量、抗冲击性、防紫外线性能、透射比均匀性、可见光透射比、标识等有明确说明。

儿童太阳镜的光透射比应≥30%。

因为当光透射比＜30%时，可能无法保证视网膜黄斑区能得到有效的刺激。

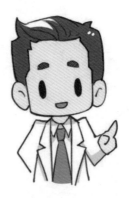

　　由于我国目前没有专门针对儿童太阳镜的相关国家标准或行业标准，可以参考美国儿科学会的建议：应该给孩子佩戴至少能阻挡99%的紫外线（最好能阻挡100%），能吸收波长在400纳米范围内的紫外线的儿童太阳镜。

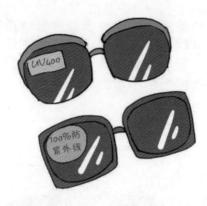

太阳镜最好足够大并且适合宝宝脸型，能遮住眼睛和面部尽可能多的地方，免受紫外线的辐射。

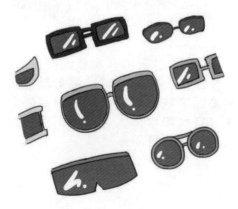

儿童活泼好动，因此要求材质安全无毒且耐摔。不要购买玩具太阳镜，玩具太阳镜制作粗糙，几乎没有防晒效果，还会造成眼部不适。

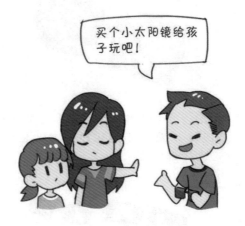

最后，对于不喜欢戴太阳镜的孩子，翟叔建议，家长们可以采用其他防晒措施来保护孩子眼睛。比如戴有帽檐的帽子，打太阳伞，或者尽量避免在紫外线强度最强的时间外出等。

或许这么多年，你的隐形眼镜都戴错了

隐形眼镜对于部分近视人群来说，绝对属于一个伟大的发明，它"解放"了鼻梁、耳朵，拓展了框架约束的有限视野，更"隐形"了近视。

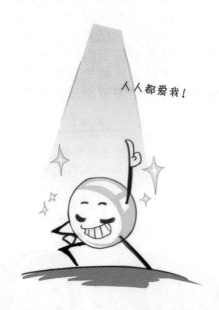

人人都爱我！

可是，据翟叔多年的门诊经验，在实际佩戴过程中，更多人对它是又爱又恨。

至于为啥，翟叔觉得，根本原因就是隐形眼镜没戴对。其实佩戴隐形眼镜，一般可以遵照以下几个原则：

戴前看医生

隐形眼镜并非人人都能戴

以下人群不要佩戴：

患有急、慢性眼表炎症，不论是角膜炎、结膜炎还是睑缘炎；干眼症；过敏症；不能耐受角膜接触镜；缺乏良好依从性；服用某些药物期间……

瞿叔建议大家戴之前最好找医生检查验光，评估眼部健康及佩戴情况。

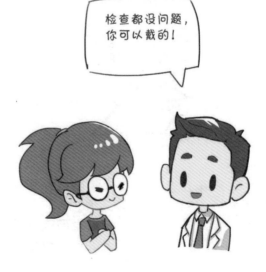

检查都没问题，你可以戴的！

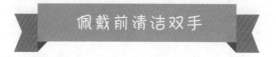

佩戴前清洁双手

佩戴隐形眼镜前，剪短指甲，用干净的水和肥皂仔细清洗双手，等双手干燥后，才可取放镜片。

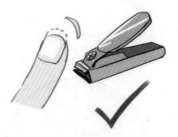

如果没有肥皂，洗手液也可。不过不论用什么洗手，都请认真搓洗 20~30 秒。

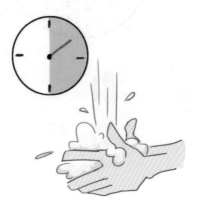

"5+2" 原则

角膜是需要"呼吸"的，而其中所需的氧气 80% 来自空气。如果角膜得不到充足氧气供应，可能导致角膜缺氧、角膜水肿、视力下降等。

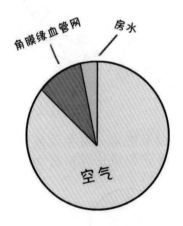

因此，要佩戴隐形眼镜的话，至少要遵循"5+2"的原则，让角膜充分地接触氧气。

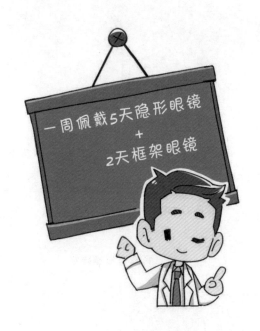

一周佩戴5天隐形眼镜
+
2天框架眼镜

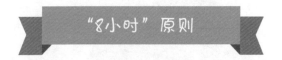

"8小时" 原则

　　大家最常购买且较容易买到的都是普通软性隐形眼镜，这类材质属于水凝胶（HEMA），透氧性较差。

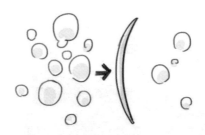

因此，佩戴时间不宜过长，一般控制在 6~8 小时内。

另外，除了专门夜间佩戴的角膜塑形镜，普通隐形眼镜一定不要戴着过夜。

角膜塑形镜睡觉

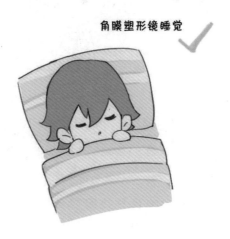

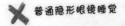 普通隐形眼镜睡觉

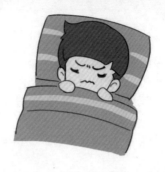

翟叔小贴士

如果某天晚上睡觉时忘了摘隐形眼镜，第二天早晨取不下来该怎么办？

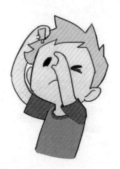

如果出现上述情况，可多滴些润滑液或人工泪液，闭目等眼睛舒适后再取，不可强取。如果还是无法自行取下，尽快去医院，取下后短期内最好戴框架眼镜。

注意佩戴周期

常见隐形眼镜有日抛、半月抛、月抛、季抛、年抛几种，一般来说，隐形眼镜的佩戴周期是越短越健康。

日抛 > 月抛 > 季抛 > 年抛

经常戴隐形眼镜的人群，尽量选择周期较短的半月抛、月抛。佩戴年抛镜片时，最长不要超过十个月。此外，当护理液不能完全清理镜片沉淀物时，也要及时更换镜片。

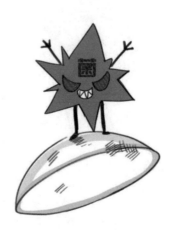

特殊时期不佩戴

一些特殊时期，也应该谨慎佩戴隐形眼镜，避免可能产生的红肿、感染、干涩等不适。

游泳、桑拿、怀孕、感冒、长途骑行时不要佩戴。雾霾天气、粉尘、高温环境等不要佩戴。长时间面对电脑时也不建议佩戴。

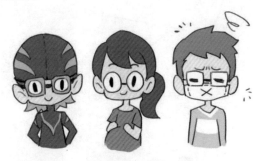

最后，翟叔提醒大家，任何时候若出现眼红、眼睛发痒等较明显的眼部不适症状，应停戴镜片，若症状仍持续甚至加重，应立即到眼科医师处详细检查。

此外，佩戴隐形眼镜后，无论是否有不适，都最好每半年到医院检查一次，方便及时掌握自己的眼部情况，也便于医生对于你的佩戴情况给予正确的指导。

孩子多大能玩手机、电脑?

现在的父母，尤其是那些吃过近视苦头的父母，通常非常注意孩子眼睛健康。

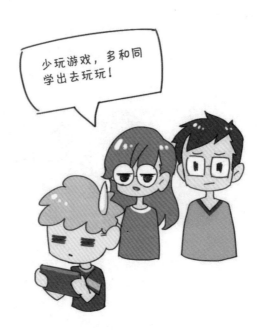

可是现在,大家都习惯了通过手机、电脑等获取资讯知识,孩子们往往也不能避免。不少父母就会有这样的担心和疑惑:孩子们能看手机、电脑吗?是否有年龄限制呢?

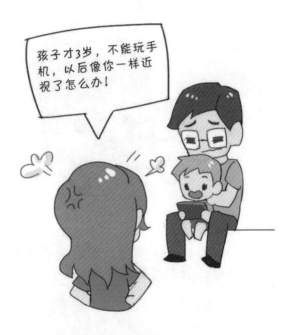

不是所有的孩子都能玩手机、电脑的,使用电子产品也确实有年龄限制。

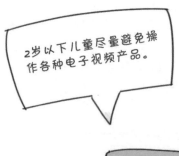

2岁以下儿童尽量避免操作各种电子视频产品。

儿童用眼及视力保健技术规范

因为我们知道，孩子视力是逐渐发育的。一般在 5~6 岁时，双眼视觉发育逐渐完善，视力才能达到 1.0 或以上。

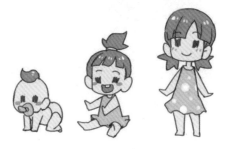

所以 6 岁以内的孩子，如果看电视的话每次最好控制在半小时左右，玩手机、电脑等电子产品时，每次不要超过 20 分钟。每天累计时间最好不要超过 1 小时。

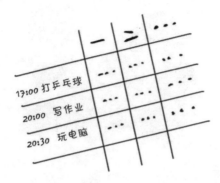

此外，孩子看手机、电脑时，距离也要注意控制。

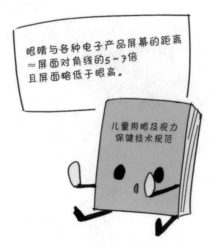

　　翟叔知道，现在完全限制孩子玩手机、电脑等并不现实，但可以从另一方面入手。比如，父母以身作则，不要没事就玩手机；多抽出一些时间陪伴孩子，增加亲子互动时间。

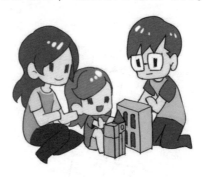

　　培养孩子的兴趣爱好，比如打乒乓球、踢足球等，转移孩子对电子产品的注意力。

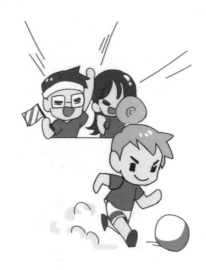

制定一个时间表，鼓励孩子按照计划来安排学习、娱乐。

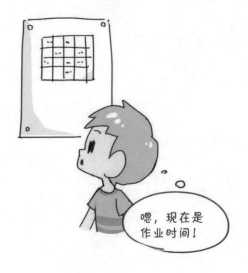

最后，翟叔想说一句，手机、电脑等电子产品不是洪水猛兽，正确玩IPAD、手机等，并不会直接引起近视，只有在高强度持续用眼情况下才会对眼睛造成伤害。父母有计划地安排孩子娱乐的时间，就无需担心电子产品会导致孩子近视。

当然，保护眼睛不能仅仅关注电子产品一方面，其他如户外活动、健康用眼、均衡营养等方面也不能放松。

神奇眼贴在哪里？

翟叔微博下面，常有眼贴留言：

"保护眼睛，请贴XX眼贴"

"我以前800度，用了XX眼贴一个月，降了200度"

"我家孩子近视300度，医生说只能配镜，用了XX眼贴，现在视力1.2"

"我家眼贴，不仅治近视，还能治白内障、青光眼、眼底病……"

翟叔颇为困惑：如果真有这么"包治百病"的眼贴，怎么就没人申请诺贝尔奖呢？

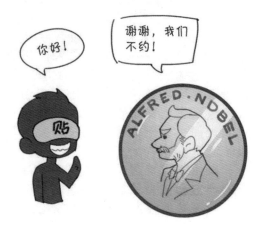

　　翟叔曾见过几次眼贴的包装，眼贴说明书仅仅有这样类似的标注：

　　能够缓解视疲劳，对近视等有一定预防和辅助作用。

　　我们知道，眼贴通常就是敷在眼睛上，直接接触眼贴的其实是眼睛周围的皮肤，很难作用于眼球内部。

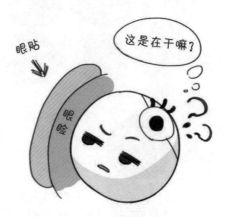

　　即使眼贴里面有一些有用成分，药效也很难透过眼睑皮肤渗透到眼睛里去，又如何能治疗眼疾呢？

　　此外，每种眼疾的发病原理都不同。

　　比如，近视是由遗传和后天的综合因素造成的，且真性近视是不可逆的；白内障，目前只能通过手术治疗；青光眼则要解决眼压高的问题……

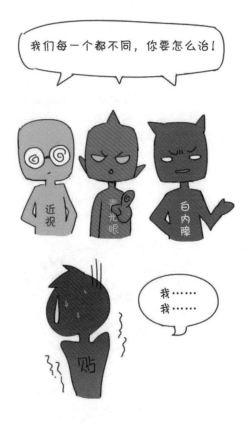

　　每种疾病需要解决的问题都不同，一种药如何治百种病呢？

　　翟叔真的想说一句：你以为你在卖"仙丹"啊！

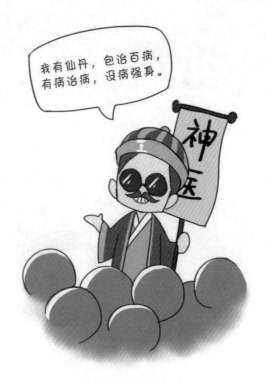

我有仙丹,包治百病,有病治病,没病强身。

　　而且,目前并没有明确的临床数据证明,眼贴可以治疗某种眼疾。反而因为贴眼贴导致的过敏不算少见。

　　很多家长因为孩子近视,常常病急乱求医,愿意相信眼贴有用,其实眼贴在这里可能只起到安慰剂的作用。

143

> 可我觉得敷上眼贴，眼睛凉凉的很舒服，应该有点用吧。

> 你敷凉毛巾也是凉凉的！

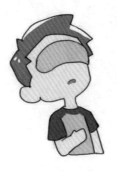
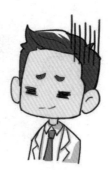

　　一些眼贴中会添加冰片、薄荷等成分，因此敷上去会觉得清凉舒适。但实际上和敷一个凉毛巾在眼睛上差不多，都能清凉皮肤，松弛眼部肌肉，缓解视疲劳。眼贴的作用也就仅限于此了。

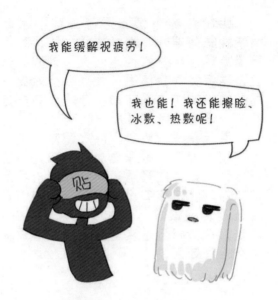

我能缓解视疲劳！

我也能！我还能擦脸、冰敷、热敷呢！

而眼睛敷上毛巾，实实在在是临床上常用的简易辅助方式。

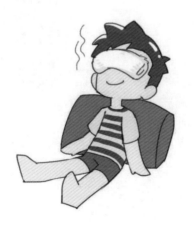

比如在眼外伤、医疗美容手术后眼睛肿胀处理时，可以冰敷，能消肿止痛；热敷能针对慢性眼睑炎、针眼、慢性角结膜炎等疾病进行处理，能对促进局部组织的血液循环和炎症吸收有一定效果；眼疲劳时可以冷热敷交替。

最后，翟叔想说，除了眼贴，近视治疗仪、理疗、按摩之类，也只是缓解视疲劳，或许能预防近视或控制近视加深，对假性近视有一定作用，但对于真性近视真的没什么用。如果患上眼病，还是应该及时到医院治疗，以免耽误病情及治疗效果。

有手术，不近视！

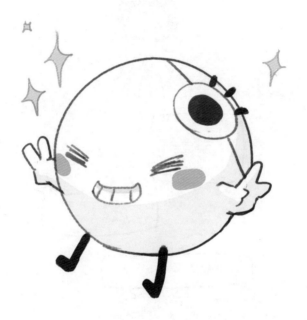

听说近视手术会瞎

翟叔以前听过一个笑话，听完又好气又好笑。

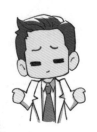

近视手术会不会有危险？

应该设关系，毕竟那么多人都做了……

万一失败了，瞎了怎么办？

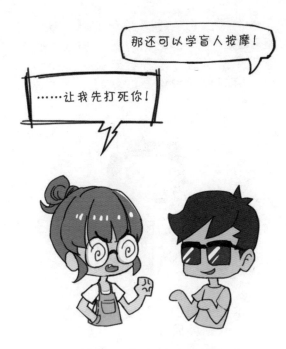

别说姑娘，翟叔听了都想打人。

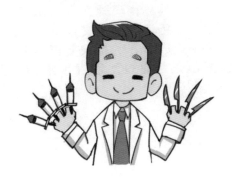

　　微博上也有很多粉丝留言，他们最担心的一个问题之一就是：听说，做完近视手术以后，老了会瞎……

　　翟叔只想说你开心就好。

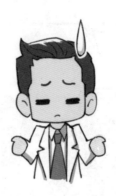

　　这些"路边社"发布的科普知识不知大家从何处风闻。

　　翟叔记得很久以前在微博、朋友圈、BBS等互联网平台广为流传一篇文章。这篇文章的具体内容现在虽已不方便考证，但翟叔仍记得这篇文章其大意是说近视手术是医学界的惊天阴谋，不知道大家是不是都看过。近视手术的"锅"也许正出在此处。

听说近视手术是医学界的惊天阴谋，会瞎，还会有很多后遗症……

假的！

可是我听隔壁老王说……
BALABALA

……你信医生还是信隔壁老王？

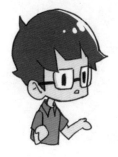
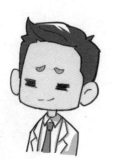

这篇文章已经被辟谣无数次，还是有人信的话，翟叔也只能做摊手状！

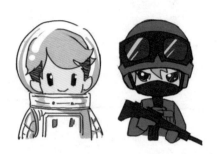

2007年4月，美宇航局（NASA）最终批准INTRALASE飞秒激光可用于宇航员、狙击手、特种兵等军事人员近视手术方式。

目前来说全世界已有数千万的近视朋友通过该手术摘掉了眼镜。

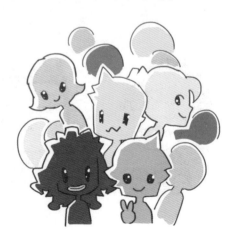

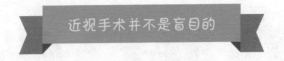

近视手术并不是盲目的

术前需要做一系列的检查，包括裸眼视力、最佳矫正视力、验光、角膜地形图、眼轴、角膜厚度、眼表以及眼底的情况等。

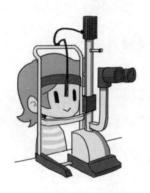

医生会根据术前检查的结果，评估你是否适合做近视手术，以及适合哪种手术方案。

近视手术原理上并不致盲

一般在眼表操作，对眼部周围组织及深层眼内结构无影响，也就是说根本不会触及到视网膜，手术在原理上并不致盲。

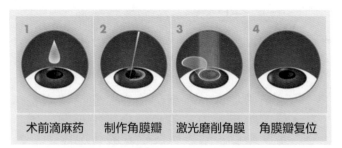

1	2	3	4
术前滴麻药	制作角膜瓣	激光磨削角膜	角膜瓣复位

飞秒激光矫正术流程

任何手术都有风险，近视眼手术也不例外。

近视手术并发症并不可怕

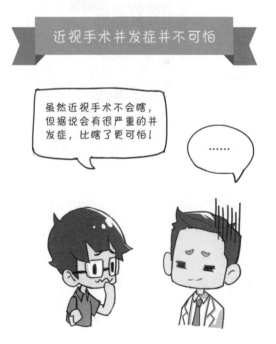

虽然近视手术不会瞎，但据说会有很严重的并发症，比瞎了更可怕！

……

近视手术之后，一小部分人群可能出现过矫或欠矫，随着技术的发展、临床经验的大量积累，概率非常低，即使出现，也是可以通过用药来调整的。

极个别的案例可酌情进行二次手术。

术后早期，少数人可能出现眩光。

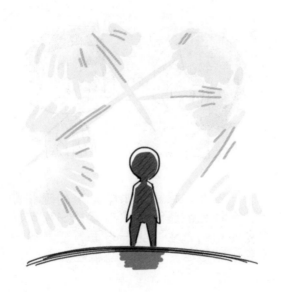

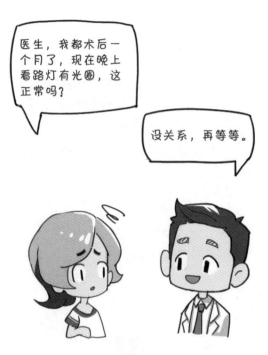

　　一方面，根据人眼暗光下的瞳孔直径，个性化的设计手术方案，一般可以避免眩光的发生；另一方面，随着时间推移，术后眩光也可逐渐减轻。

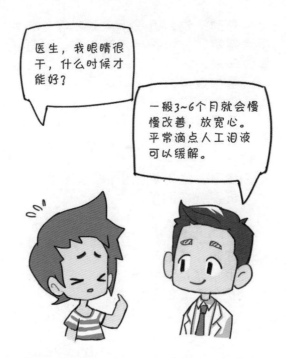

医生，我眼睛很干，什么时候才能好？

一般3~6个月就会慢慢改善，放宽心。平常滴点人工泪液可以缓解。

　　还有部分人群，在术后早期会有眼干等不适症状，但随着时间的推移，在术后3~6个月也会逐步缓解。

　　总的来说，近视手术瞎不了，近视手术瞎不了，近视手术瞎不了。重要的事说三遍。

　　翟叔做个总结：

你信，或者不信，
答案就是如此，
我不喜不悲。

你看，或不看医生，
近视就在那里，
不离不弃。

你做，或者不做，
手术就是这样，
安全无虞。

近视手术能把近视"治好"吗?

出门诊时，最常遇到一个问题：不少人认为，做近视手术就是把近视治好了。

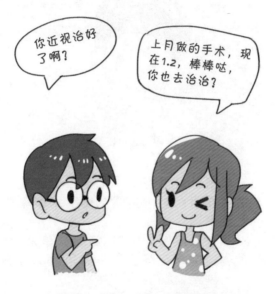

实际上，这是大家对于近视手术存在的误解。近视手术依然属于矫正范畴，摘镜也并不意味着治愈。

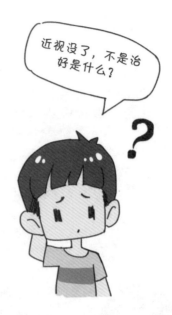

　　目前针对近视（屈光不正）的手术方法主要有两类：角膜激光手术和晶体植入手术。

　　激光手术属于做"减法"，简单来说，就是通过激光在符合条件的角膜上"雕出"一副无需摘下的"镜片"。

　　而晶体植入术属于做"加法"，是在眼内植入一副矫正视力的特殊"镜片"。

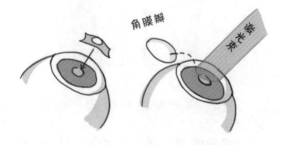

ICL
加法矫正

激光
减法矫正

加入ICL晶体

削减角膜

角膜瓣

激光束

　　也就是说，近视手术只是通过手术方式，让原本看不清楚的像在视网膜清晰呈现出来。而近视导致的眼球改变，却并没有因此有所改变。

　　如同一个身高偏矮的人，通过垫内增高，看起来高了，但实际自身的高度并没变化。

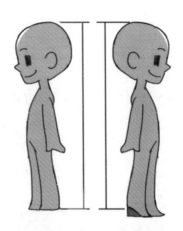

　　近视手术就像上述的"增高垫"，虽然术后视力与正常人无异，但眼内结构、视网膜等依然是近视时候的状态。

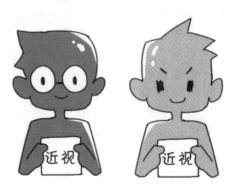

　　简单来说，一个近视患者即使术后视力 1.2，甚至 1.5，实际上仍然算是"近视眼"。

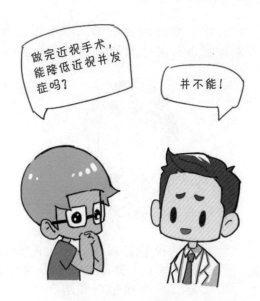

我们知道，近视可能会导致眼底发生变化，并且近视屈光度越高，眼底病变风险也越高。

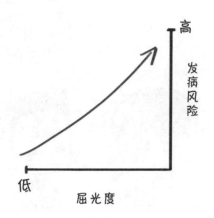

近视手术只矫正视力，不会增加或减少高度近视者眼底病变的发生率。

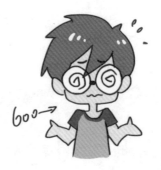

近视眼的严重并发症，如视网膜脱离、黄斑变性等，尤其是高度近视患者，术后依然要注意定期检查预防。

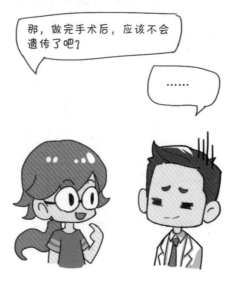

近视手术并不改变基因，所以，该遗传还是会遗传的。近视成因非常复杂，如果担心未来孩子患上近视，不妨早做预防，比如均衡饮食、多带孩子去户外看看大自然，定期检查视力等，早发现，早控制，早治疗。

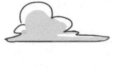

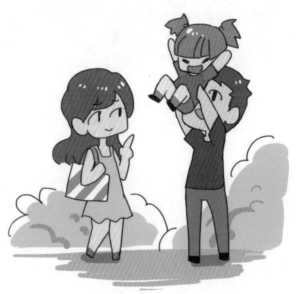

最后，翟叔想说，摘掉眼镜并不代表治好了近视。近视手术真的只是个矫正视力的小手术而已，除此之外，它既不能让眼睛变大变亮，也不能改变遗传基因或治疗其他眼疾，对于改善眼突变形作用也不大，大家不要对它期待太高。

医生不做近视手术?

作为一个屈光科医生,翟叔也常在微博上写些科普。几乎每一次,翟叔提及近视手术,就一定有至少一条评论质疑:眼科医生自己都不做近视手术,你还推荐给我们!

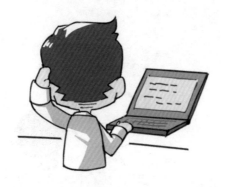

可是,据翟叔所知,我们同仁医院屈光中心的医护人员,只要是近视且符合条件,基本都做了手术。

医生不做近视手术很明显是个谣言,可是这个谣言为什么能流传这么久呢?

什么是"视网膜效应"

翟叔想先说一个心理学名词：视网膜效应。

这种效应指当我们自己拥有一件东西或一项特征时，我们就会比平常人更会注意到别人是否跟我们一样具备这种特征。

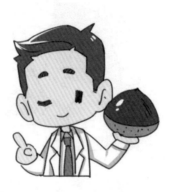

举个例子，一个近视患者到医院看眼睛，他可能会更关注有哪些人戴了眼镜。

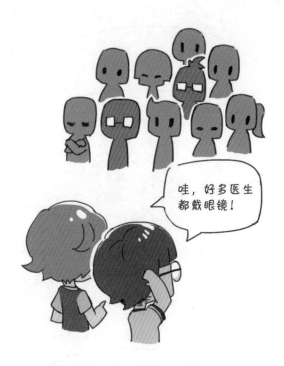

哇，好多医生都戴眼镜！

"薛定谔的眼科医生"

其次，你怎么知道那些没戴眼镜的医生，是本身不近视，还是做了手术摘掉了眼镜？这就是"薛定谔的眼科医生"。

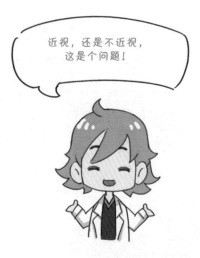

　　而一旦遇上一个戴着眼镜的医生，你就会质疑：你看，眼科医生都不做近视手术。

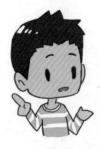
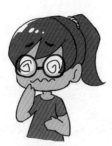

昨天小明去医院，他说看见超多眼科医生自己都不做近视手术诶！

　　也许你看到那位戴眼镜的医生，眼部情况不适合做手术呢。但，谣言就这么产生了……

一些眼科医生不做近视手术的原因是什么呢？

1. 不能做

　　我们都知道，近视手术并不是每个人都适合做的。

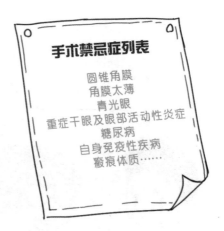

手术禁忌症列表

圆锥角膜
角膜太薄
青光眼
重症干眼及眼部活动性炎症
糖尿病
自身免疫性疾病
瘢痕体质……

2. 没有摘镜意愿

一些医生已经40多岁，即将或已经出现老花眼；还有一些医生近视一二百度，觉得没有手术摘镜的必要。也有医生觉得，戴眼镜更符合医生成熟稳重的职业形象。

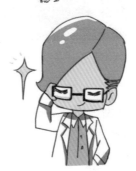

我就是喜欢自己戴眼镜的稳重样子！

3. 经济因素

近视手术并不便宜，一些年轻的医生，收入较低，受经济因素的限制，暂时不打算做手术。

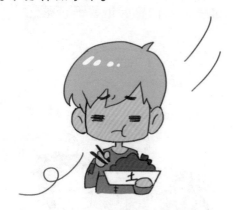

最后翟叔做个小总结

摘镜属于个人需求，而一些眼科医生不做手术，也未必是怀疑手术安全性。如果你生活、求学、就业等方面有摘镜需求，术前检查各项结果合适是可以考虑做手术的；如果没有特殊需求，戴眼镜也挺好。

做完激光近视手术，视力会回退吗？

过去，人们曾因近视而苦恼。

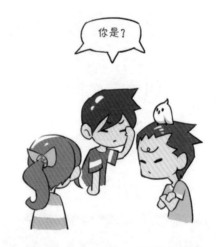

直到有一天，他们发明了眼镜。

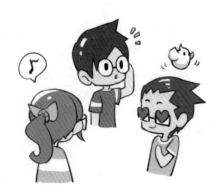

后来，他们因为戴眼镜不方便就发明了隐形眼镜。

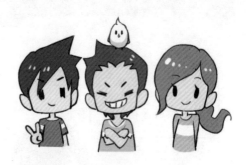

直到有一天他们想要更进一步解决近视，于是发明了近视手术。

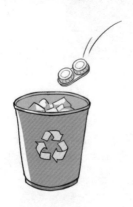

然而，近视手术也并非被人们完全接受，其中，翟叔经常被问到的一个问题就是：激光矫正术以后，视力还会回退吗？

175

近视回退不是"反弹"

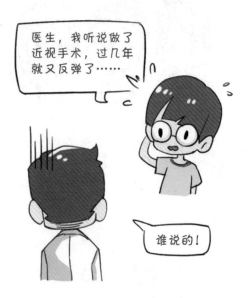

　　很多患者以为近视回退属于"反弹"，其实并不是。实际来说，应该属于再次近视。

　　比如一个人感冒好了，过了一年又感冒，你能说这是感冒反弹吗？

哪些情况容易导致近视回退？

1. 度数太高

一般来说，中低度近视患者手术效果最好。

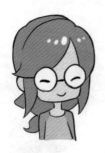

600度以下

而高度近视，尤其是 1000 度以上的超高度近视患者，术后可能有一定回退的可能。

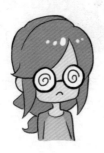

1000度以上

因此，这类超高度近视患者，如果考虑做近视手术，最好提前观察一至两年，确保术前度数稳定。

2. 为升学就业而手术

有些孩子为了参军或升学或就业，孩子或父母又都觉得这是人生选择的重要时刻，往往会选择做近视手术。

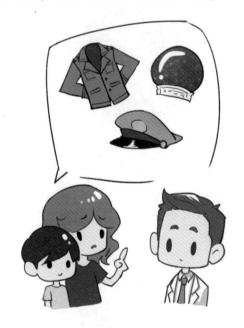

可能孩子才 18 岁，度数还不稳定，这种情况今后也可能发生一定的视力回退。对于此类患者，医生一般会提前告知，并劝其观察。

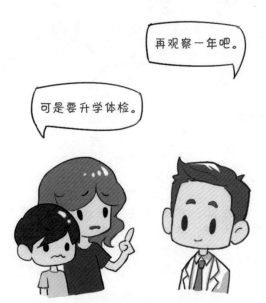

如果在进行详细沟通后，依然选择手术，一定要定期复查。此外，孩子有好的自控能力及用眼习惯，术后一般也能有较理想的视力。

3. 细胞特别活跃

手术把角膜变薄，矫正了近视，但极少数人角膜细胞特别活跃，削切掉的部分再生过快，角膜会变厚一点，容易导致屈光回退。

179

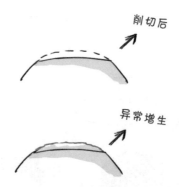

削切后

异常增生

因此，术前一定要注意筛查疤痕体质的人群，并根据不同人群个性化设计手术方案，术后也要定期复查。如果出现视力回退，方便医生及时用药调整。

4. 不健康的用眼习惯

很多患者做完近视手术后，没有良好的用眼习惯，天天熬夜，打游戏，玩手机，部分的患者因为长期视疲劳，慢慢就又形成了近视。

AM 05:07

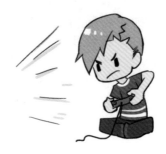

这类患者不能掉以轻心，一定要定期复查，让医生根据你的复查情况给予恰当的建议，更有益于视力的稳定。

最后翟叔做个总结

做完近视手术，三个月内的复查非常重要，如果有回退的迹象，联系你的主治医生，及时给予相应的药物干预，稳定角膜屈光状态。

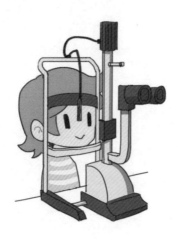

而对于术后几后出现回退的患者，可以在屈光状态稳定的时候再次检查验光。如果眼部条件较好，可以补打激光。如果不能手术，也可以考虑佩戴眼镜。

　　当然，即便手术后出现回退，一般回退度数不高，并不会回退到术前的近视程度。

　　翟叔希望大家明白，近视手术的原理是消除现有的近视，它并不能阻止新的近视产生和发展。如果能避免或者注意以上几种情况，一般视力都比较理想。

拯救近视眼的仿生晶体有什么进展了？

翟叔记得，2015 年 5 月份的时候，出现了一篇文章介绍加拿大发明"仿生镜片"，据说戴进眼睛里只需盐水冲洗，10 秒彻底治好近视，且比正常视力好 3 倍。

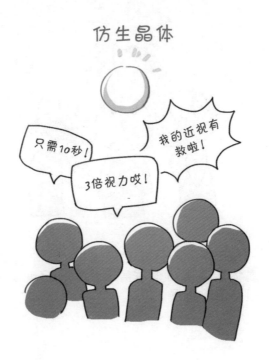

文章结尾，甚至给出了时间结点：最快 2017 年上市！

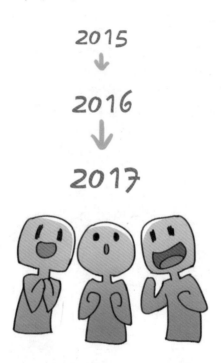

可是，2017 年已经过去，这个仿生晶体到底有什么进展了呢？答案就是：没有明确进展。

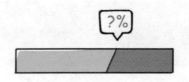

因为到目前为止，翟叔还没有看到专业医学杂志或主流媒体有相关进展的说明。

那这个治疗近视的仿生晶体是假的吗？

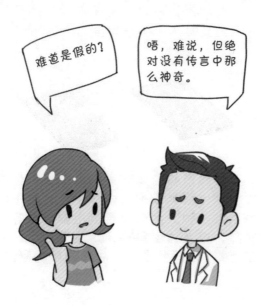

难道是假的？

唔，难说，但绝对没有传言中那么神奇。

疑点一：将镜片戴入眼内，盐水冲洗即可？

很多人对这个仿生晶体无比期待的原因之一就是：不用手术。

这其实是一个误读。

"戴上"和"植入"可是两码事。

翟叔举个例子：

你以为仿生晶体属于"手机贴膜"，其实更类似于"手机换屏"。

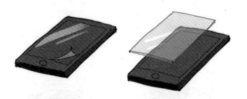

按照最初那篇文章的原意，仿生晶体手术过程类似于白内障手术，属于眼内手术一种。术中需要取出部分自身的晶体，植入仿生晶体，术后确实可以矫正近视，也避免了以后患白内障的风险。

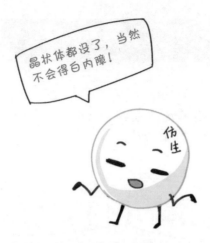

　　不过，仿生晶体的调节力很难比自身晶体的调节力更好，有"原装晶体"可用，为什么要换一个各方面条件都弱一些的"非原装晶体"使用呢？

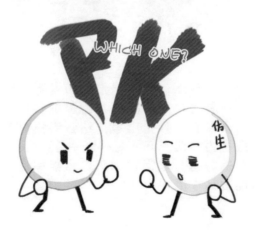

自身晶体　　　　　　　仿生晶体

187

疑点二：视力提高3倍以上

难道说本来视力 0.6，术后 1.8？本来 0.8，术后 2.4？

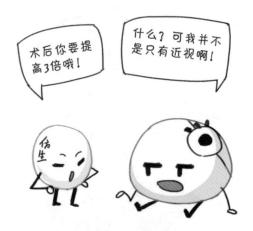

实际上，影响视力的因素除了晶状体，其他如视网膜病变、黄斑变性、视网膜裂孔、青光眼等，这些眼病也会造成视力下降。仅仅植入一片晶体，如何能治好这些眼疾？你又怎么能保证术后能提高 3 倍视力呢？

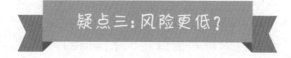

疑点三：风险更低？

很多人认为仿生晶体风险更低，其实并不是。一般来说，眼表手术比眼内手术风险更低。就手术而言，激光手术风险＜眼内晶体植入。

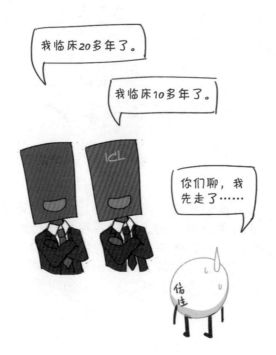

此外，类似仿生晶体的近视矫正——ICL 晶体植入术已经使用很久了，尤其是对近视度数高、角膜薄的人，而且不摘除自身的晶体，安全可逆。如果担心激光手术损伤角膜，为啥不考虑 ICL 呢？

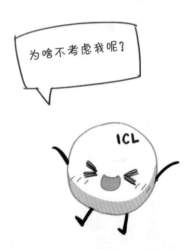

最后翟叔说一句，因为目前媒体报道内容有限，加上可能存在以讹传讹的情况，我们很难做出更客观的评价。也许仿生晶体确实有自己的独到之处，让我们静静等待更翔实的内容出现吧。